LES EMBOLIES BRONCHIQUES TUBERCULEUSES

LES EMBOLIES

RONCHIQUES TUBERCULEUSES

ÉTUDES CLINIQUES

PAR LE

Dr CH. SABOURIN

Directeur du Sanatorium de Durtol (Puy-de-Dôme).

AVEC 53 FIGURES ET 7 TRACÉS THERMOMÉTRIQUES

PARIS

FÉLIX ALCAN, ÉDITEUR

ANCIENNE LIBRAIRIE GERMER BAILLIÈRE ET Cie

108, BOULEVARD SAINT-GERMAIN, 108

1906

LES EMBOLIES BRONCHIQUES
TUBERCULEUSES

AVANT-PROPOS

—

Lorsqu'on suit de près les tuberculeux du poumon, on ne tarde pas à s'apercevoir qu'il est fort difficile d'interpréter les phénomènes de l'auscultation d'après les descriptions classiques de la phtisie chronique.

Ces descriptions très simples parfois, trop simples même, sont en réalité des synthèses descriptives de notions, excellentes incontestablement, fournies par la Clinique, l'anatomie pathologique, le microscope, la pathologie comparée, et la pathologie expérimentale. Mais il est non moins indiscutable que les choses les plus disparates y sont souvent groupées ensemble, et réciproquement.

Ce ne sont pas les classifications des lésions qui manquent, au moins sur la table d'autopsie.

Depuis quelques années il en est encore éclos un certain nombre.

Il en est de fort compliquées, basées en grande partie sur les résultats des nécropsies, mais qui ne nous paraissent pas toujours facilement applicables à l'auscultation de tous les jours, parce que, quoi qu'on en puisse dire, il est encore plus que hasardeux, dans beaucoup de cas, de prétendre différencier avec l'oreille telle ou telle variété de lésions tuberculeuses dans les formes disséminées, soit pulmonaires, soit pleuro-pulmonaires, ou telle ou telle sclérose profonde ou superficielle.

De plus, s'il est incontestable qu'on retrouve aux autopsies les lésions correspondant aux signes d'auscultation perçus pendant la vie, il est incontestable aussi que sur le cadavre on trouve des altérations qui se sont produites pendant les dernières heures de l'existence, altérations aussi intenses que variées, qui embrouillent singulièrement l'aspect des lésions tuberculeuses vraies, altérations qui correspondent à la période clinique où le malade était un moribond.

De sorte qu'en décrivant et classant beaucoup de choses trouvées à l'autopsie des tuberculeux, on s'expose à faire l'histoire anatomo-pathologique d'altérations qui n'entrent point en ligne de compte sur le vivant.

Il est au contraire des classifications très simplifiées qui ont pour base plus ou moins exclusive l'étendue des lésions tuberculeuses appréciables à l'auscultation. Cette méthode peut avoir son utilité pour classer d'emblée les malades au point de vue des statistiques, mais il ne faut lui demander que ce qu'elle peut donner et somme toute elle est insuffisante pour la clinique.

En réalité, sur le vivant, nous ne possédons point de classification bien nette des lésions du poumon dans la phtisie chronique, en dehors des signes attribués aux trois ou quatre périodes admises encore de façon courante dans l'évolution de cette maladie.

Nous n'avons nullement l'idée d'étayer une nouvelle classification, et le but de cette étude est simplement de sortir du chaos, si possible, un vaste chapitre de l'histoire de la phtisie pulmonaire.

Nous avons été amené à grouper étiologiquement une série de manifestations d'apparence pneumonique, pleuro-pneumonique, ou simplement pleurale, et, autant que la Clinique le permet à défaut de nécropsies, nous les avons rapportées au processus embolique intrabronchique.

Ce seraient donc des infarctus tuberculeux ou de simples embolies tuberculeuses du poumon.

Partant de cette théorie, nous pourrions décrire ces manifestations sous le nom *d'embolies pulmonaires tuberculeuses* de diverses catégories.

Mais comme il s'agit de faits très variables par leur intensité, leurs symptômes et leur pronostic, il nous a paru sage de les présenter sous des noms plus cliniques et d'en faire ensuite la synthèse, d'après le procédé qui nous a servi au lit des malades.

On comprendra facilement que, devant déduire de la clinique l'anatomie pathologique de ce genre d'affections, nous n'ayons pas la prétention d'édifier dans ce travail l'histoire complète des embolies bronchiques tuberculeuses. C'est un simple classement de faits d'observation qui peut rendre service au médecin traitant, qui pourra servir à des recherches anatomo-pathologiques ; mais c'est aussi une étude qui pose, aussi nettement que nous le croyons possible à l'heure actuelle, la thèse de la différenciation des lésions tuberculeuses primitives et des lésions tuberculeuses secondaires du poumon, ou mieux de l'appareil pleuro-pulmonaire.

Il s'agit en réalité de manifestations bien communes et bien connues des cliniciens et qui ont été décrites sous des vocables variés. Elles englobent en effet *en partie* les congestions pulmonaires et pleuro-pulmonaires, les broncho-pneumonies, les pneumonies lobaires ou pseudo-lobaires, les spleno-pneumonies, comme on en a décrit beaucoup chez les tuberculeux.

Ce ne sont donc pas des affections *nouvelles* que nous allons étudier. Mais ce qui paraîtra un peu *nouveau* c'est la façon d'envisager leur histoire clinique et leur pathogénie. Et notre excuse de vouloir faire un peu de nouveau dans la phtisie chronique réside dans ceci, que cette façon d'envisager les choses nous a rendu d'immenses services dans notre longue pratique des tuberculeux, en nous permettant de poser des diagnostics plus précis, des pronostics plus raisonnés, et des indications thérapeutiques que l'expérience a justifiées, ce qui est encore, tout intérêt scientifique à part, le côté de la question qui prime tous les autres.

Il n'est pas indifférent en effet de bien préciser que la tuberculose du poumon, à nodules disséminés, aussi confluente qu'elle puisse être, est l'avertissement neuf fois sur dix bénin de la maladie ; que l'attaque secondaire pneumonique en est le coup de cloche d'alarme ; qu'enfin surtout cette attaque pneumonique, qui rend trop souvent incurable le tuberculeux guérissable, n'existerait que dans des circonstances très rares, si la bacillose pulmonaire était soignée, et par suite huit fois sur dix guérie, dans sa forme disséminée.

C'est à la démonstration de cette thèse que se borne notre tâche dans la présente étude.

CHAPITRE PREMIER

LES PNEUMONIES ET LES PLEURO-PNEUMONIES TUBERCULEUSES NÉCROSANTES

I. — DÉFINITION

En clinique il existe une forme de la tuberculose pulmonaire chronique qui se distingue nettement des formes à nodules plus ou moins disséminés ou plus ou moins confluents ; qui se distingue peut-être des formes de pneumonie caséeuse qu'on décrivait surtout il y a quelque trente ans et qui sont classées exclusivement dans le groupe des phtisies aiguës. Il y a beaucoup de chances pour que cette forme clinique réponde anatomiquement à la lésion qui fait les pneumonies caséeuses, si nous en croyons nos souvenirs des innombrables autopsies de phtisiques que nous fîmes jadis.

C'est une démonstration à établir pour les médecins en situation de pratiquer des nécropsies. Mais toutefois les occasions ne doivent pas être très fréquentes de contrôler ces faits sur la table d'amphithéâtre, car la forme clinique de tuberculose dont nous allons esquisser l'histoire ne paraît pas tuer souvent par elle-même. On conçoit qu'elle peut terminer l'existence du malade par une complication rapide, une hémorragie, comme nous l'avons observé. Mais ses éventualités ordinaires, si on laisse de côté la terminaison par phtisie plus ou moins aiguë, sont, d'une part, la guérison suivant différents modes, et d'autre part la formation de cavernes. Les malades qui ne guérissent point avant la formation d'une caverne notable deviennent des phtisiques vulgaires qui d'ailleurs peuvent fort bien guérir, peuvent rester invalides, comme ils peuvent mourir des progrès de leur phtisie.

Et alors la lésion pneumonique s'est tellement transfigurée, s'est tellement compliquée de toutes les lésions habituelles de la phtisie chronique, qu'il est peut-être bien difficile à l'autopsie de retrouver toujours la tangible preuve de cette lésion première.

Pour nous donc, n'étant plus en situation de contrôler nos observations sur le cadavre, nous exposerons chemin faisant l'anatomie pathologique de cette affection telle que la clinique nous la fait théoriquement supposer.

Cette forme de tuberculose chronique, nous croyons devoir l'appeler, au moins provisoirement, *pleuro-pneumonie tuberculeuse nécrosante* pour les raisons suivantes :

1° La lésion pulmonaire est d'apparence pneumonique. C'est en effet une lésion en bloc, compacte, homogène, soufflante, et soufflante dès son apparition, comme toutes les lésions d'apparence pneumonique. Ce caractère seul, bien déterminé, la différencie nettement des lésions tuberculeuses nodulaires à nodules plus ou moins confluents, plus ou moins agglomérés sur un point donné ; ces lésions peuvent à une certaine phase être soufflantes, mais le souffle n'y apparaît que secondairement, graduellement, ou subitement, mais alors de façon passagère quand le patient est surmené, ou quand il y a véritable complication locale. Et encore le souffle ainsi produit n'a-t-il presque jamais les caractères de celui que donnent les blocs homogènes de la pneumonie.

2° C'est une lésion tuberculeuse, à tout croire. Non seulement en effet elle éclate en plein poumon déjà tuberculeux, comme nous le dirons plus loin, mais ses produits de sécrétion et de désagrégation sont bacillifères. Nous n'en concluons pas qu'elle est d'essence unique, loin de là, car si tuberculeuse qu'elle puisse être à son début, il est vraisemblable qu'à une certaine étape de son évolution des microbes accessoires variés s'y associent au bacille de Koch, comme dans toutes les lésions-tuberculeuses du poumon.

3° Cette pneumonie s'accompagne presque toujours d'une pleurésie particulière.

4° Cette pneumonie subit, en général rapidement par rapport à son état de chronicité, une désagrégation du parenchyme pulmonaire dans le centre apparent du foyer.

Cette lésion serait peut-être mieux dénommée *pneumo-pleurésie nécrosante*, parce que l'élément pneumonique est le principal, l'élément pleurétique n'étant qu'accessoire. Elle serait plus rigoureusement encore appelée simplement *pneumonie nécrosante*, parce que s'il est vrai que la pleurésie l'accompagne neuf fois sur dix, cette pleurésie peut faire défaut absolument. Mais la coexistence des deux éléments est tellement habituelle, et l'expression *pleuro-pneumonie* est tellement classique que nous avons adopté cette dénomination.

Cette discussion trouvera son explication dans ce qui suit.

La pleuro-pneumonie nécrosante paraît être une lésion régionale.

Elle se comporte comme si elle occupait un territoire défini, englobant une masse lobulaire plus ou moins considérable commandée par un pédicule de nutrition ou de fonction glandulaire. Sous toutes réserves des faits anatomo-pathologiques que peuvent fournir les autopsies, on est naturellement amené dès à présent, par l'observation clinique seule, à s'en faire une idée de ce genre.

Une hypothèse ne coûte rien. Celle-ci étant admise, et se reportant à la constitution du poumon, vraie glande en grappe lobulée, dont les lobes et lobules ont leur base tantôt à la périphérie sous la grande plèvre, tantôt à la périphérie encore sous la plèvre scissurale, médiastine, ou diaphragmatique, tantôt enfin loin de cette périphérie, en plein parenchyme pulmonaire, on voit de suite qu'une lésion univoque de ce genre sera pneumo-pleurétique (pleuro-pneumonique) dans les quatre premières occurrences, tandis qu'elle sera *pneumonique* purement et simplement dans la dernière. La pneumonie sera toujours la même, mais suivant sa localisation périphérique ou centrale, sa dénomination variera.

De là aussi des variétés cliniques de cette affection. Il est facile de concevoir que tout autre sera la symptomatologie d'un foyer pneumo-pleurétique de la périphérie du poumon, tout autre sera celle d'un foyer pneumo-pleurétique juxta-scissural, ou juxta-médiastinique, tout autre enfin sera celle d'un foyer pneumonique pur et séparé de l'oreille du médecin par une couche variable de tissu pulmonaire plus ou moins perméable ou plus ou moins altéré par un processus quelconque.

Nous verrons plus loin que la preuve des pneumonies nécrosantes centrales est encore difficile à faire par la clinique seule, jusqu'à ce que des observations bien suivies trouvent leur contrôle nécropsique, mais tout nous fait supposer qu'elles ne sont pas très rares, et que sur ce point la théorie des embolies ne serait pas en défaut.

Cette affection est donc une forme d'apparence pneumonique de la phtisie chronique. Ce qui ne veut pas dire qu'elle soit affection apyrétique. Nous l'avons toujours vue évoluant avec un appareil fébrile plus ou moins intense ou notable, de durée fort variable d'ailleurs.

Il est bien remarquable de noter en passant, que dans la phtisie dite aiguë, les formes pneumoniques ont été, sous le nom de pneumonies caséeuses, étudiées avec grand soin, tandis que dans la phtisie dite chronique les auteurs se sont surtout occupés des lésions nodulaires. Il serait intéressant de démontrer que les formes pneumoniques de la phtisie chronique sont à la tuberculose lente ce que les pneumonies caséeuses sont à la phtisie aiguë.

II. — ÉTIOLOGIE.

La pneumonie nécrosante paraît s'observer indistinctement chez tel ou tel sujet tuberculeux, adolescent ou adulte[1], plus délicat ou plus robuste de constitution. Son étiologie serait donc celle de la tuberculose en général. Le sexe du malade paraît indifférent. Sur plus de cent observations que nous avons recueillies, nous en trouvons à peu près un tiers à l'actif des femmes. Mais comme au sanatorium nous avons en

1. Nous n'avons aucune expérience personnelle de la phtisie chronique de la première enfance.

moyenne un tiers de malades appartenant au sexe féminin, cette proportion n'a aucune valeur et il faut en conclure que si les sexes y étaient par moitié, l'affection serait aussi commune dans l'un que dans l'autre.

Elle paraît aussi fréquente du côté gauche que du côté droit. Elle est généralement unilatérale, mais nous la voyons bilatérale dans une douzaine de cas, soit une fois sur dix environ.

Elle peut siéger partout dans le poumon. Mais on peut lui reconnaître un lieu d'élection qui n'est autre que le voisinage de la scissure pulmonaire en arrière, plus près de la colonne vertébrale, tantôt à la hauteur supposée de cette scissure, tantôt immédiatement au-dessus d'elle, tantôt immédiatement au-dessous, ce qui est moins fréquent. Ce lieu d'élection serait en somme la moitié inférieure du lobe supérieur, plus près du rachis. Plus du tiers des cas semblent répondre à cette localisation.

Elle siège plus rarement au sommet même, et alors nous la trouvons plus souvent sous-claviculaire que sus-épineuse.

Puis viennent les localisations dans le lobe inférieur, vers la ligne axillaire, à la région du mamelon, etc. dont nous aurons à reparler.

Un grand fait domine toute l'étiologie de la pleuro-pneumonie nécrosante, c'est que jusqu'à présent nous ne voyons pas une seule observation dans laquelle cette lésion ait été la manifestation première de la tuberculose. Parfois, elle peut sembler l'accident primitif. Ce n'est là probablement qu'une apparence. Car en fouillant un peu l'histoire des malades on trouve toujours l'existence antérieure de quelques-uns de ces incidents pathologiques que nous avons appelés les avertissements de la tuberculose.

Les uns ont eu quelque hémoptysie récente, plus ou moins insignifiante ou plus sévère, mais sans suites, comme on a coutume de dire, hémoptysie qu'on a mise sur le compte de l'arthritisme ou d'une fatigue, mais dont une oreille exercée dépiste volontiers la cause sous forme d'une épine tuberculeuse grouillante à la toux dans l'un des sommets et suffisamment *extériorisée* par la présence de quelque petit ganglion sus-claviculaire.

D'autres ont eu une attaque bénigne décelée un beau jour par une *congestion* du sommet qui a naturellement fort bien guéri, mais dont les restes encore actifs sont aussi facilement démontrables que dans le cas qui précède.

Et si l'on confesse à fond ces malades, on apprend qu'ils toussent un peu le matin, et déglutissent neuf fois sur dix les quelques débris de crachats qu'ils pourraient expulser au dehors.

D'autres viennent d'avoir un point de côté vers la 4ᵉ ou 5ᵉ côte ; d'autres viennent de faire une pleurésie véritable, incidents qu'il est trop facile de rapporter à une lésion encore active du sommet, si petite qu'elle soit.

D'autres ont eu des attaques plus sévères et passent pour être guéris, ce que dément absolument une auscultation approfondie ; d'autres, déjà suspects, viennent d'avoir une grippe, et combien de fois cette prétendue grippe n'est-elle qu'une crise bacillaire !

Dans l'immense majorité des cas, l'hésitation n'est pas permise, car les sujets sont déjà reconnus tuberculeux d'un ou des deux sommets. Enfin il est habituel de voir un tuberculeux, déjà assez largement touché, être frappé de cette forme pleuro-pneumonique.

En résumé *nous pensons théoriquement que cette lesion est toujours une secondaire manifestation de la tuberculose, et nous ne connaissons en pratique aucune observation qui montre le contraire.*

La pleuro-pneumonie nécrosante paraît éclater chez les tuberculeux qui fatiguent, qui *forcent* leurs lésions pulmonaires. C'est très probablement une affection de surmenage. Et un fait remarquable vient à l'appui de cette notion, c'est qu'il est vraiment extraordinaire de la voir se produire chez des malades du sanatorium, c'est-à-dire chez des tuberculeux soumis à la cure hygiénique du repos.

Nous avons cependant assisté quelquefois à son éclosion dans ces conditions, mais au milieu de circonstances tout à fait particulières. Ici c'est une malade qui fit une pleuro-pneumonie bénigne après une journée de grand surmenage ; là c'est une femme dont la phtisie fébrile et cachectique se compliquait à chaque instant d'accidents locaux sous le coup de l'infection générale ; dans deux autres cas il s'agissait de pleuro-pneumonies en pleine activité fébrile pendant le cours desquelles nous vîmes apparaître du côté opposé une seconde pleuro-pneumonie, sans interruption de la crise aiguë. Nous reviendrons plus loin sur les faits de cette catégorie.

III. — DÉBUT.

Il est fort difficile de se renseigner exactement sur les symptômes du début de cette affection dans la plupart des observations, et cela pour plusieurs raisons.

En premier lieu l'attaque n'est pas toujours aiguë, brutale, avec grand appareil fébrile, tant s'en faut.

En outre, l'affection paraît être toujours un accident secondaire chez un malade plus ou moins touché, et par suite habitué aux diverses misères de la tuberculose qu'il est accoutumé de ne plu écouter que dans les grandes circonstances. Et encore, car que de bacillaires dans le feu de leurs occupations promènent un état fébrile intense auquel ils se sont accomodés graduellement !

De plus la toux, l'expectoration existent déjà neuf fois sur dix, et, avec leur pitoyable insouciance, les malades ne savent plus au bout de quelque temps les changements qui ont pu se produire dans ces deux manifestations extérieures au début probable de leur affection.

Enfin, raison majeure pour nous particulièrement, nous n'assistons presque jamais à l'éclosion de la maladie. Tout cela est en pleine évolution quand les malades nous arrivent.

Nous avons dit précédemment que la pleuropneumonie nécrosante était probablement une affection de fatigue, et il est clair que la cure de repos est à première vue incompatible avec son éclosion.

Quoi qu'il en soit, le dépouillement des observations montre qu'il y a, relativement aux phases initiales de l'affection, des formes aiguës, brutales, des formes aiguës plus modérées, et des formes simplement rapides.

Peut-être y a-t-il lieu de décrire aussi des formes progressives sur lesquelles nous reviendrons plus loin.

Le début de l'affection peut avoir la brutalité du début de la pneumonie franche. Un tuberculeux méconnu, en pleine santé apparente (?), est pris du frisson classique, suivi bientôt de point de côté plus ou moins violent suivant la localisation du mal, le thermomètre s'élève brusquement pour se maintenir un temps variable entre 39° et 40° le soir suivant les cas. Mais cette fièvre est plus subrémittente que dans la pneumococcie.

Avec 40° le soir, il y aura 38°,5 le matin ; avec 39° le soir il y aura 37°,8 le matin.

La toux peut être intense, quinteuse, et alors plutôt pleurale, réveillant des douleurs déchirantes au niveau du point de côté. Elle peut être au contraire très modérée. Elle peut être absolument sèche, elle peut amener une expectoration variable. Certains malades, en apparence frappés en bonne santé, racontent qu'ils n'expectoraient que des mucosités transparentes, ou bien des crachats mousseux, mais nous n'avons pu retrouver dans aucun cas la notion des crachats pneumoniques.

La plupart des malades racontent au contraire qu'ils expectoraient déjà tous les matins et parfois dans la journée avant l'attaque aiguë, et que leurs crachats se sont peu modifiés pendant les premiers jours. Il semble donc qu'il n'y ait pas une expectoration caractéristique au début de l'affection. Le mélange aux crachats d'une certaine quantité de sang, allant jusqu'à l'hémoptysie notable, paraît être le phénomène anormal le plus fréquent. C'est en tout cas celui que les malades relatent le plus volontiers, parce qu'il les a le plus frappés et jusqu'à un certain point troublés.

Le symptôme hémoptysie se retrouve plus fréquent dans les formes moins brutales à leur apparition.

Ce début brusque et violent de l'affection, arrêtant de force le malade comme le fait la pneumonie franche, semble être la modalité la plus rare.

Dans nombre de cas la grippe est indiquée comme marquant le début des accidents. Il est notoire que les tuberculeux plus ou moins valides sont souvent arrêtés par cette maladie qui sert d'occasion pour l'arrivée d'une série de complications. Mais combien de fois, en temps dit d'épidémie grippale, ces attaques ne sont-elles que des attaques bacillaires simplement ! L'état général concomitant simule la grippe, et, une fois la fièvre passée, l'auscultation du malade, la reconstitution de la marche des accidents démontrent l'erreur du diagnostic primitif.

Nous trouvons quatre observations à début aigu, où la maladie fut prise pour une fièvre typhoïde ; dans une autre circonstance on crut pendant plusieurs jours à l'existence d'une méningite cérébrale !

Dans les formes aiguës encore l'attaque peut simuler une pleurésie simple. On croit à un épanchement, on fait une ponction et l'on extrait une goutte de liquide. Il y a à cela une bonne raison c'est que la pleurésie méta-pneumonique de l'affection est une pleurite membraneuse simplement infiltrée de sérosité. La pneumonie sous-jacente n'est pas diagnostiquée et on ne la voit que plus tard lorsque l'expectoration survient.

Dans beaucoup de cas le début de l'affection est bien plus calme et plus bénin en apparence. Un tuberculeux, que sa bacillose indispose plus ou moins, se sent un jour plus indisposé que d'habitude, la fièvre le prend, et, un jour ou deux après, fatigué, toussant davantage, il se met au lit comme s'il avait un fort rhume ou une attaque grippale mal définie. En général cet accident prend l'étiquette de congestion pulmonaire. La réaction fébrile est variable, les malaises sont plus ou moins intenses suivant les individus, suivant le siège de l'affection. L'intensité de la fièvre commande la durée du séjour au lit de façon générale, mais il n'y a rien de régulier, et certains patients restent levés tout le jour. Cependant il est commun de voir garder le lit un ou deux septénaires.

Il arrive fréquemment alors que le thermomètre descende presque à la normale le matin, et se maintienne simplement entre 37°5 et 38° le soir. Aussi voit-on la plupart du temps les malades être debout tout le jour, ignorant leur mal, et se traîner comme ils peuvent, attendant une convalescence et une guérison qui ne viennent point.

Mais dans quelques cas l'état fébrile se maintient plus longtemps, des semaines, des mois, avec des températures beaucoup plus élevées, 37°5 à 38° le matin, et de 39°5 à 40° le soir. A un moment donné la chute matinale survient, parfois même exagérée, sans que la température vespérale s'atténue, et l'on voit s'établir une courbe d'oscillations journalières entre 36°8 le matin et 39°5 à 40° le soir, la durée de l'apyrexie matinale étant fort courte en général.

Peu à peu les patients s'accommodent à cet état,

et souvent ils promènent leur maladie au dehors, éreintés, il est vrai, perdant leurs forces, ne mangeant plus, maigrissant, mais se berçant de douces illusions. Ils toussent, crachent, et rien ne les différencie des tuberculeux à lésions banales.

Les sueurs manquent rarement, non seulement nocturnes, mais diurnes quand le malade se laisse aller au sommeil, sueurs parfois extrêmement abondantes. Et, comme chez tous les tuberculeux sérieusement touchés qui ne se reposent point les hémoptysies ne sont pas rares.

A côté de ces formes de la maladie à début vraiment aigu ou subaigu, à évolution continue, il existe des formes qui semblent évoluer par attaques successives.

Par exemple un tuberculeux ambulant, plus ou moins valide, souvent méconnu, qu'il soit touché depuis quelques mois ou qu'il traîne sa maladie depuis des années avec des alternatives quelconques, vit de la vie active, se livre à ses occupations, travaille plus ou moins comme s'il était en bonne santé. Après un refroidissement, un coup de surmenage anormal, il est pris d'une indisposition. Il se couche un jour ou deux, ou pas du tout au besoin, traîne pendant une semaine ou plus son malaise anormal, sa fièvre quelconque, ses sueurs, sa toux plus intense que d'habitude, avec ou sans point de côté notable. Tout se calme et il reprend ses occupations, tout en se sentant moins bien qu'antérieurement. Rapidement une nouvelle attaque survient qui l'arrête plus ou moins. Le médecin qui la première fois peut-être n'a parlé que d'un rhume, parle alors de congestion pulmonaire ou de point pleurétique ou de broncho-pneumonie.

Certains malades sont arrêtés définitivement et ils se soignent de façon quelconque. Mais il en est qui se relèvent encore une fois, rapidement même, et ne s'arrêtent que frappés par une troisième attaque. Alors ils ont dépéri, ils crachent abondamment, et c'est généralement à ce degré qu'ils se dirigent vers le sanatorium.

Les détails de nos observations nous amènent à signaler ces débuts à attaques successives, mais c'est là un point à éclaircir en ce qui concerne l'interprétation des faits. Les récits des malades sont fort peu précis en général, et il est difficile d'établir s'il s'agit vraiment de formes à attaques successives, ou si, l'affection étant constituée dès le premier choc, les crises ultérieures plus ou moins rapprochées ne sont pas des phases, des étapes successives de la maladie, ou des incidents variés comme ceux que nous décrirons plus loin pendant l'évolution de la pleuro-pneumonie nécrosante.

Cette maladie n'ayant point la rapidité presque mathématiquement fixée d'avance de la pneumonie franche, demandant au contraire un temps plus ou moins long pour se constituer en tant que lésion pulmonaire, il est permis de supposer qu'une fois le premier foyer microbien installé, l'affection locale peut se former d'un seul jet, dans un délai variable par envahissement excentrique d'un territoire parenchymateux. Dans ce cas la pleuro-pneumonie se formerait en une fois de façon aiguë ou subaiguë, avec plus ou moins de nécrose au centre du foyer.

Mais il est non moins admissible qu'une colonie microbienne ayant pris racine dans une région du parenchyme, puisse donner lieu à des colonies successives évoluant à sa périphérie, de sorte que le foyer pneumonique s'accroîtrait par attaques, séparées au besoin par des intervalles d'accalmie plus ou moins accentuée.

Les deux éventualités sont fort probables. Mais il semble résulter de l'observation clinique une donnée de premier ordre. C'est que, quel que soit le mode d'évolution du foyer pleuro-pneumonique, le centre de désagrégation nécrotique paraît toujours unique, lorsque la suppuration envahit la lésion, comme si l'accroissement du foyer, comme si l'accroissement en étendue de la nécrose elle-même se faisaient régulièrement de proche en proche et de façon rayonnante, et non pas par colonies périphériques d'abord isolées qui se réuniraient plus tard pour former un seul bloc.

C'est là un fait que nous aurons à signaler encore en parlant de la symptomatologie.

La même difficulté se rencontre pour préciser

les débuts de la maladie dans les cas où elle est bilatérale. Dans certaines observations il semble que la double localisation ait été simultanée; dans d'autres, les plus nombreuses assurément, il y aurait eu un espace de temps notable entre l'apparition des deux lésions. En général les malades se présentent à nous avec leur double pneumonie, et il nous a été donné bien rarement de pouvoir, grâce aux commémoratifs, déterminer la date de leur apparition successive.

Deux fois nous avons presque assisté à l'éclosion de la seconde chez des tuberculeux qui arrivaient au sanatorium, en pleine activité de la première pneumonie.

Dans un cas concernant une jeune fille, la pleuro-pneumonie droite, plutôt sous-claviculaire, très rapide dans son évolution, avait eu un début typhoïde très remarquable qui avait d'ailleurs fait porter le diagnostic de dothiénentérie. En deux mois la fonte purulente s'était établie avec les symptômes cavitaires au complet, sans participation du reste des poumons à la maladie.

Une accalmie relative étant survenue, la malade vient au sanatorium, encore grande fébrile, 38-39°. Mais dès son arrivée on constate déjà sous la clavicule gauche un petit foyer, très limité, qui souffle et craque de façon retentissante. L'évolution de cette seconde lésion fut très rapide, et en quelques semaines il y avait là tous les signes cavitaires.

Dans ce cas on peut dire que l'apparition de la seconde pleuro-pneumonie avait passé inaperçue au milieu du grave état général que présentait la malade, et peut-être sans que le thermomètre ait accusé une modification importante; l'auscultation seule, avec la douleur locale auraient pu faire découvrir le nouveau foyer, car, au surplus, le phénomène thermométrique eût facilement trouvé sa raison d'être dans les variations journalières du processus inflammatoire et suppuratif de la pleuro-pneumonie droite.

Dans un autre cas, concernant une tuberculose bilatérale des sommets chez un jeune homme, l'affection était beaucoup moins bruyante. Une pleuro-pneumonie existait à droite, dans le lobe inférieur, sous-marginale par rapport à la grande scissure. Le centre suppurait modérément, 12 à 15 crachats amygdaliens par 24 heures; depuis longtemps la fièvre était médiocre, $37°,2$-$38°$.

Le malade, tout en ne travaillant point, se soignait mal et ne se reposait guère.

Huit jours avant de venir au sanatorium, l'auscultation n'avait, paraît-il, rien dénoncé à gauche.

Dès son arrivée, on découvrait facilement de ce côté, dans le point exactement symétrique par rapport à la pleuro-pneumonie droite, un foyer jeune, soufflant et craquant déjà à son centre.

Le thermomètre était remonté d'un demi-degré comparativement à la courbe antérieure, et, à part la douleur locale, très nette spontanément et à la pression, le malade n'avait pas eu conscience autrement qu'une complication nouvelle lui était survenue.

L'évolution de ce deuxième foyer fut très simple. Il est vrai que la cure de repos fut instituée de façon intensive. Le thermomètre se maintint un peu plus élevé pendant 3 semaines ; le centre du foyer subit un ramollissement insignifiant, l'élimination suppurative se limita très rapidement, et trois mois plus tard il ne restait de cette seconde pleuro-pneumonie que des traces insignifiantes, alors que la première en date, celle de droite, continuait à suppurer assez abondamment. La guérison parfaite était d'ailleurs obtenue un an plus tard.

Des observations comme les deux précédentes porteraient à croire que certaines pneumonies nécrosantes ont un début plus ou moins insidieux.

Comme nous le verrons plus tard, rien ne s'y oppose, dans la théorie pathogénique que nous mettons en avant. Mais encore faut-il considérer que dans les deux cas de lésion bilatérale que nous venons de signaler, les deux malades se trouvaient, l'une par l'intensité de son état pseudo-typhoïde, l'autre par son surmenage permanent relatif, dans des conditions d'opportunité morbide pour subir *la greffe* bacillaire ; que d'autre part, nous ignorons si chez la jeune fille il n'y a point eu recrudescence fébrile quelques jours avant son transfert au sanatorium, tandis que chez le jeune homme l'ascen-

sion thermique a manifestement marqué l'arrivée
d'une complication nouvelle; qu'enfin les sensations douloureuses (point de côté autochtone) ont
été très nettement accusées. De sorte qu'avant
d'admettre que certaines pneumonies nécrosantes
débutent plus ou moins insidieusement ou sour-
noisement, il est prudent d'enquêter un peu plus.

En dehors des pleuro-pneumonies doubles,
nous avons assisté plusieurs fois, chez des malades
porteurs de lésions vulgaires des sommets, à
l'éclosion de foyers pleuro-pneumoniques plus ou
moins bénins, et surtout sans grand fracas symptomatique.

Chez une jeune femme dont les deux sommets
étaient infiltrés, devenue presque apyrétique, un
foyer médiastinique apparut à droite, perceptible
en arrière dans le sillon costo-vertébral au niveau
de la 3ᵉ côte, et en avant sur le bord du sternum.
L'élévation de température fut de quelques
dixièmes de degré, mais l'attention fut attirée par
la douleur locale spontanée et provoquée par la
pression du doigt. Il y eut certainement un peu
de suppuration au centre du foyer, mais au bout
de deux mois la guérison en était effectuée et il
ne restait pour tout vestige de cette pleuro-pneumonie qu'une petite plaque bronchophonique sur
le bord droit du sternum. C'est un des rares cas
où cette complication se soit montrée à nous sans
cause appréciable.

Chez une autre jeune femme, grande fébrile

cachectique, portant des nodules suppurés dans les deux sommets, nous avons vu apparaître une pleuro-pneumonie médiastinique du même genre, mais plus grave que dans le cas qui précède. La douleur locale fut insignifiante mais la complication thoracique s'était manifestée par une élévation très notable de la température matin et soir.

La malade très nerveuse, continuellement en mouvement, rentrait dans la catégorie des phtisiques qui surmènent leurs lésions.

Ces formes de début ont en apparence un caractère plutôt insidieux, en ce sens que la pleuro-pneumonie confond ses symptômes généraux avec ceux de la tuberculose préexistante, quand il n'y a ni grand frisson, ni douleur locale intense, et l'on pourrait à la rigueur découvrir *par hasard* la lésion nouvelle. Mais nous croyons que bien rarement les phénomènes thermiques doivent être aussi peu marqués que dans le premier de ces deux cas, et que neuf fois sur dix l'apparition de la fièvre ou l'accroissement subit de celle qui existe déjà doit donner l'éveil sur l'éclosion de ces pleuro-pneumonies d'apparence insidieuse. A la condition naturellement que les malades soient déjà soumis à l'observation thermométrique.

En résumé, dans les modalités les plus bénignes comme début, on ne saurait, jusqu'à nouvel ordre, admettre les formes *insidieuses* qu'avec beaucoup de réserves.

Nous convenons volontiers qu'un certain vague règne sur toutes les données que nous venons de fournir relativement aux phases initiales de cette affection, mais, nous l'avons dit déjà, cela tient à ce que nous n'avons que fort rarement assisté à ces phases initiales. Ce chapitre est donc à reprendre avec des observations plus complètes.

Quel que soit le début, violent ou à allures plus bénignes, quelles que soient l'intensité et la durée de ce qu'on pourrait appeler la phase aiguë pendant laquelle le malade est vraiment arrêté, l'affection est constituée.

L'allure extérieure du patient étant celle d'un tuberculeux quelconque, plus ou moins éreinté ou plus ou moins robuste encore, rien à première vue ne peut faire soupçonner la nature de sa lésion que l'auscultation seule peut déterminer.

Voyons donc ce que donne l'examen de la poitrine.

IV. — SYMPTOMES.

La pneumonie tuberculeuse nécrosante, de par ce fait même qu'elle se nécrose à son centre est évidemment un facteur puissant des excavations pulmonaires. Si tel est, peut-on dire, son aboutissant naturel, son évolution cependant peut s'arrêter avant d'avoir atteint ce fâcheux résultat, et comme nous l'avons indiqué déjà et comme nous le verrons maintes fois ultérieurement, nombre de pneumonies nécrosantes guérissent heureusement sans formation de cavernes au moins appréciables en clinique.

Or *un grand fait domine toute la symptomatologie de cette affection, c'est que cette lésion pneumonique, ou pleuro-pneumonique, fournit à première vue, on peut dire neuf fois sur dix, l'impression immédiate que l'on se trouve en présence d'une caverne tuberculeuse du poumon.*

Un certain nombre d'affections pleuro-pulmonaires donnent lieu à des signes caverneux sans lésion caverneuse. Mais dans cette catégorie de faits la pleuro-pneumonie tuberculeuse nécrosante tient sans conteste le premier rang.

Dans toutes les pleuro-pneumonies nécrosantes périphériques par rapport à la plèvre costale, les symptômes locaux sont à peu près identiques, quel que soit le siège de la lésion.

1° *A la percussion, matité* sur une surface d'étendue variable ; matité plus ou moins absolue, en général s'atténuant du centre à la périphérie, mais faisant place assez brusquement à la résonnance normale, au moins quand le malade est soumis au repos depuis quelques jours. Car chez les patients qui promènent leur mal, il peut exister autour du foyer pneumonique une zone variable de lésions de fatigue, d'apparence congestive, qui rend beaucoup moins nettes les limites de cette matité.

2° Chez les malades au repos également, les *vibrations thoraciques* sont presque toujours augmentées dans le domaine de la matité.

Avec l'idée d'une pleurésie concomitante, ce phénomène peut sembler un peu paradoxal. Mais les incidents pleurétiques que nous étudierons plus loin démontrent suffisamment, croyons-nous, que cette pleurésie est essentiellement membraneuse, dense, très infiltrée de sérosité, il est vrai, mais formant un véritable tissu capable de transmettre et même d'amplifier les vibrations pulmonaires sous l'influence de la voix haute.

Nous verrons en effet qu'il suffit d'un incident pleurétique aigu, produisant une infiltration plus considérable de sérosité dans les fausses membranes, pour donner lieu à l'atténuation des vibrations thoraciques là où elles étaient amplifiées la veille.

Le même incident se produit sous l'influence seule du surmenage. Ainsi un pleuro-pneumonique ambulant, à l'éreintement duquel un voyage assez long a mis le comble, peut présenter pendant un jour ou deux une diminution des vibrations thoraciques au niveau de sa lésion, où l'on trouvera quarante-huit heures plus tard, grâce au repos absolu, l'exagération de ces vibrations.

Sur la quantité de nos observations nous n'avons qu'une seule fois trouvé les vibrations thoraciques diminuées. Il s'agissait d'une pleuro-pneumonie du lobe inférieur qui avait dès le

début été prise pour une pleurésie, très vraisemblablement à cause de cette particularité exceptionnelle. Les signes d'auscultation ne laissaient
d'ailleurs aucun doute sur l'existence de la pneumonie nécrosante et la suite des événements l'a
démontrée plus amplement encore. Mais il paraît
évident que la couche de sérosité infiltrant les
fausses membranes pleurétiques était assez épaisse
pour s'opposer notablement à la transmission des
vibrations vocales. Le premier choc de réaction
inflammatoire avait fait d'emblée pour un certain
temps ce que l'incident pleurétique dont nous
venons de parler produit passagèrement dans le
cours d'une pleuro-pneumonie nécrosante[1].

3° A propos de *la palpation*, il n'est pas indifférent
de dire quelques mots des sensations douloureuses
éprouvées par les malades lorsqu'on percute et surtout lorsqu'on presse avec l'extrémité du doigt la
région du thorax qui correspond au foyer pleuro-
pneumonique.

Dans la phtisie pulmonaire la douleur spontanée au niveau de la lésion est un symptôme de
valeur notable, quand elle existe. Mais son absence
ne signifie rien, car assez nombreux sont les malades qui n'ont jamais senti leur lésion et n'ont
jamais pu déterminer de quel côté venaient leurs
expectorations. Mais il en est qui renseignent de
façon précise le médecin sur le siège de leur mal.

---

1. Nous venons d'observer un second cas absolument semblable.

D'une façon générale, les tuberculeux sentent la région de la poitrine qui correspond au foyer mis en activité par une complication quelconque, alors même qu'en temps ordinaire ils n'accusaient aucune sensation pénible de ce côté. Il résulte de ce fait que la plupart du temps les pleuro-pneumoniques indiquent le siège du mal, par cela même que leur pleuro-pneumonie est une lésion active pendant une période assez longue.

Mais quand même leurs sensations spontanées feraient défaut, le médecin trouvera presque toujours un renseignement de haute valeur dans les sensations provoquées par la pression sur les téguments, toutes les fois qu'il s'agira d'un foyer en connexion avec la grande plèvre costale. Et la douleur, généralement accompagnée du phénomène de défense, provoquée par la pression du doigt, sert bien souvent à préciser le point de projection périphérique du centre du foyer pleuro-pneumonique.

La recherche du foyer par la douleur provoquée à la pression est un élément de diagnostic de premier ordre dans certains cas dont nous parlerons plus loin, lorsqu'il s'agit de savoir si, étant donnée une pneumonie juxta-rachidienne, il existe un foyer analogue symétriquement placé du côté opposé, ou s'il s'agit simplement d'une transmission des bruits pneumoniques par la colonne vertébrale ;

4° Le premier phénomène *d'auscultation* qui

frappe l'oreille c'est le *souffle*. Il règne dans toute l'étendue de la lésion, mais, d'intensité maximum au centre du foyer, il décroît vers la périphérie. C'est un souffle intense, généralement tubaire, au moins dans les régions centrales. Il devient moins rude vers les limites du foyer, moins aigre, plus voilé, comme dans la pleurésie. Enfin dans beaucoup de cas, il prend le caractère caverneux là où il est le plus intense, et même partout.

Aux limites du souffle on retrouve soit le murmure normal du poumon, soit une zone de bruits adventices variés, suivant les altérations du parenchyme pulmonaire. Bien souvent, chez les malades soumis au repos, la transition est brusque entre le souffle et le murmure vésiculaire normal ou à peu près normal.

Le souffle peut être le seul signe d'auscultation apparent, sans mélange d'aucun autre bruit adventice, si l'on se contente de faire respirer le patient. Mais il est exceptionnel (nous n'en avons vu qu'un seul cas, dans une pneumonie nettement établie [1], bien entendu) il est exceptionnel que la toux ne provoque pas quelque autre bruit.

D'ordinaire, pendant la respiration un peu forte, et surtout pendant les secousses de toux, il se produit des bruits qu'on peut décrire sous le nom de *craquements* ou de *râles*.

---

1. Toutes réserves faites pour ce qui concerne les pleuro-pneumonies avortées étudiées plus loin.

Dans les cas les plus simples, dans les lésions encore jeunes, la respiration ordinaire et principalement la toux font éclater au centre du foyer quelques craquements d'une sécheresse remarquable qui rappellent les bruits de rupture de bois très sec et qui mériteraient pour cela d'être appelés *craquements xyloïdiens*. Souvent ces bruits prennent un timbre un peu musical, qu'on peut comparer à celui de l'instrument dit xylophone (craquements xylophoniques). Dans certains cas ils rappellent assez bien le bruit d'un timbre électrique en bois.

Lorsque le souffle prend le caractère plus ou moins caverneux, les craquements xyloïdiens ou xylophoniques se modifient en conséquence. *On dirait qu'ils éclatent dans une caisse de résonance*, et ils donnent l'impression de grains de chapelet ou de pois secs qu'on projetterait sur un tambourin de parchemin bien tendu.

Il faut noter ici que ces craquements xyloïdiens, quel que soit leur timbre, ne peuvent en rien se confondre avec les phénomènes d'auscultation dits *métalliques ou cristallins* que présentent les vraies cavernes volumineuses et qui en général coïncident avec l'*amphorisme*.

A côté de ces bruits secs qui méritent plutôt le nom de *craquements*, la respiration seule et la toux encore mieux réveillent d'autres bruits qui méritent plutôt le nom de *râles*.

Donnant l'impression de bruits plus humides,

plus gras, ils sont très variés sous le rapport du volume apparent, du timbre, du ton, etc. Ce sont des râles sous-crépitants, à moyennes et à grosses bulles. Mais ce qui les caractérise, c'est qu'eux aussi *semblent éclater dans une caisse de résonance*. Et quand le souffle est plus ou moins caverneux, ils prennent le timbre caverneux également.

Ces deux catégories de bruits adventices, les uns plutôt craquements, les autres plutôt râles, donnent nettement l'impression de bruits profonds, venant du poumon.

Mais il y a bien souvent une autre espèce de bruits très distincts de ceux-là, et qui par contre semblent d'origine plus superficielle. Ce sont les bruits de *déplissement*. Ce ne sont point des frottements ordinaires comme dans beaucoup de pleurésies sèches, bien que la chose s'observe cependant dans ces circonstances. Ce sont des froissements, des bruits de déplissement à timbre tout spécial. On a l'idée qu'on pourrait les imiter en insufflant une sorte de matelas formé de feuilles de papier métallique (bruits de déplissement métallique). D'autres fois ils rappellent le bris de porcelaine fine (bruits de porcelaine). Tout cela paraît se produire immédiatement sous l'oreille, dans l'épaisseur d'une coque pleurale.

Dans quelques pleuro-pneumonies sous-costales, à large base pleurale, on observe encore un bruit pleurétique qui, par ses caractères, prend place entre les frottements variés des pleurésies sèches et les froissements plus ou moins métalliques ou porcelainés précédents. Ce bruit est en général peu marqué à la respiration simple. Mais à la toux il éclate sous l'oreille comme une traînée de crépitations fines, sèches, serrées, rappelant *avec une grande exagération* le râle crépitant de la pneumonie franche.

Cette crépitation spéciale, quand elle existe, persiste tant que dure la pleurésie membraneuse, et ne se modifie qu'avec les alternatives de sécheresse et d'humidité que peut subir cette dernière.

Nous n'hésitons pas à en faire un bruit pleural, à cause des caractères précédents tout d'abord, et ensuite parce que les foyers de pneumonie tuberculeuse nécrosante, soit près de leur début, soit plus tard en pleine évolution, ne nous ont jamais donné de bruit analogue au râle crépitant de la pneumonie franche.

Les premiers bruits secs de la pneumonie nécrosante sont des craquements secs très limités sur un point du foyer, et non pas sous forme de traînées ou de fusées crépitantes. Un autre fait de connaissance vulgaire milite en faveur de l'origine pleurale de ces bouffées de crépitations, c'est que les secousses de toux leur laissent leur intégrité absolue.

L'auscultation de la voix haute donne toutes les variétés de *retentissement vocal*, depuis la bronchophonie simple jusqu'à la bronchophonie aigre, jusqu'à la pectoriloquie.

L'auscultation de la voix basse donne de même les variétés de bronchophonie basse, jusqu'à la pectoriloquie aphone.

Comme pour le souffle, le maximum d'intensité des bruits d'auscultation de la voix haute ou basse est au centre du foyer, au moins pour les lésions jeunes.

Notons en passant que pour limiter un foyer pleuro-pneumonique, l'auscultation de la voix basse est de beaucoup supérieure à celle de la voix haute, surtout si l'on prend soin d'obturer avec le doigt l'oreille qui n'ausculte point.

Tels sont les signes d'auscultation très caractéristiques du foyer pleuro-pneumonique.

5° Il est assez rare d'ailleurs que l'examen de la poitrine ne révèle pas autre chose que cette lésion.

Nous avons déjà dit que le foyer pleuro-pneumonique était souvent entouré d'une zone plus ou moins épaisse remplie de râles quelconques, qu'on pourrait appeler la *zone d'encombrement*, car il suffit généralement de quelques jours de repos pour en opérer le nettoyage. Mais le poumon du même côté et aussi l'autre poumon peuvent présenter les lésions variées de la tuberculose chronique qui existaient déjà lorsque la pleuro-pneumonie a éclaté. Nous croyons inutile d'en relater les symptômes d'auscultation.

Le seul cas intéressant est celui-ci :

On trouve à l'auscultation une pleuro-pneumonie, bien nettement isolée, et qui, à première vue, semble constituer à elle seule toute l'affection pulmonaire, à telle enseigne qu'on supposerait qu'elle est primitive. En est-il ainsi véritablement ?

Nous ne le croyons point, d'après notre expérience personnelle, car dans tous les cas les plus favorables en apparence à cette idée, nous avons toujours trouvé dans le sommet correspondant ou dans l'autre, et bien souvent dans les deux, les signes des foyers primitifs.

Dans les cas où la pleuro-pneumonie occupe le sommet lui-même, la question est plus délicate. C'est qu'en effet l'épine tuberculeuse primitive peut se trouver englobée dans le bloc pneumonique. Mais les antécédents du malade suffisent toujours pour démontrer que les avertissements de la tuberculose ne lui ont pas manqué, et la suite des faits le démontre encore mieux.

Dans les cas enfin où la pleuro-pneumonie occupe le lieu d'élection, c'est-à-dire la moitié inférieure du lobe supérieur en arrière, les signes fournis par l'épine primitive du sommet même peuvent se confondre avec les signes du foyer pneumonique. La chose est assez habituelle.

Mais, à mesure que la pleuro-pneumonie guérit, on voit la dissociation se faire entre les deux lésions. Dans beaucoup de cas de ce genre, nous avons vu disparaître totalement les symptômes de l'affection secondaire, tandis que le foyer tuberculeux primitif persistait, actif, sous forme de tuberculose disséminée vulgaire à nodules suppurants, comme si aucun intermède ne s'était produit.

Dans les cas même où la guérison totale ne doit point se produire, la cure méthodique de repos entraîne neuf fois sur dix de telles modifications dans les lésions qu'il est bien rare qu'en peu de temps, lorsque le poumon s'est éclairci, on ne puisse dissocier à l'auscultation le foyer tuberculeux primitif et le foyer pneumonique secondaire.

Nous aurons beaucoup à insister ultérieurement sur ces phénomènes de rapide nettoyage des lésions pulmonaires.

6° Dans tout ce qui précède nous avons envisagé la lésion pneumonique faite, déjà limitée pour ainsi dire, comme il arrive huit fois sur dix pour les malades qui nous sont adressés à une phase quelconque de leur affection. Le foyer pleuropneumonique est plus ou moins encombré à sa périphérie par les lésions tuberculeuses préexistantes, s'il y en avait là, et par les lésions plus ou moins vulgaires du surmenage.

Mais d'après les rares faits que nous avons pu voir nous-même dès leur début, et d'après les renseignements qu'ont bien voulu nous fournir les médecins qui avaient vu éclater la maladie, les phénomènes réactionnels de voisinage sont souvent énormes.

L'apparition d'une pneumonie nécrosante s'accompagne de manifestations congestives maintes fois très étendues, parfois diffusées à tout un lobe, voire même à presque tout un côté de la poitrine. Et il arrive ceci, que si le foyer principal n'a pas été découvert dès les premiers jours, il reste pendant longtemps insoupçonné au milieu des symptômes de la congestion diffuse.

Il n'est probablement pas d'autre affection pulmonaire qui produise à son origine une telle réaction de voisinage, tant sur le parenchyme lui-même que sur les surfaces pleurales. Et ces phénomènes de diffusion sont encore plus intenses quand la pneumonie nécrosante va se loger dans les profondeurs du poumon ou s'applique sur les surfaces pleurales des scissures.

C'est ce qui explique en partie la diversité des diagnostics portés dans les premières étapes de la maladie, tels que congestion pulmonaire, broncho-pneumonie, *pleuro-pneumonie*, pleurésie, etc.; jusqu'au jour où, tous les symptômes de diffusion se résolvant, le foyer se dégage et est pris alors, à tort ou à raison suivant les cas, pour une caverne.

Rien n'est plus net que cette succession d'idées quand on a assisté à l'évolution de quelques pneumonies nécrosantes, et rien de plus légitime que les interprétations plus ou moins erronées auxquelles elle peut donner lieu, si l'observateur n'a pas l'esprit éveillé sur l'existence possible de cette affection thoracique.

Et la notion rétrospective de ces diagnostics

variés peut n'être pas à dédaigner dans les cas assez fréquents où l'on est appelé à examiner un tuberculeux qui se présente avec les restes plus ou moins cicatriciels de ces sortes de lésions, surtout quand il s'agit d'anciennes pneumonies nécrosantes profondes.

Maintes fois il nous est arrivé, en faisant le diagnostic de vieille lésion tuberculeuse scissurale, de retrouver dans l'histoire antérieure du malade la notion de ces doutes dans l'interprétation des symptômes locaux à l'époque où ils s'étaient produits.

7° Nous avons déjà constaté que le début de l'affection ne s'accompagnait d'aucune *expectoration* caractéristique. Certains malades porteurs d'une lésion sèche du sommet, toussant plus ou moins à sec, n'ayant jamais expectoré (?) peuvent faire une pleuro-pneumonie dans le voisinage de leur épine tuberculeuse, pleuro-pneumonie susceptible de rester absolument sèche pendant des semaines. Ce n'est qu'après un temps variable qu'on voit se produire un peu d'expectoration, dès que le ramollissement nécrotique se produit au centre du foyer.

Un phénomène qui n'est point rare au début de l'affection, c'est l'*hémoptysie*. Prend-elle naissance dans les lésions tuberculeuses préexistantes, par le fait d'un état congestif généralisé? Son origine est-elle dans le foyer pleuro-pneumonique lui-même, par suite d'un choc congestif quelconque?

Les deux éventualités sont parfaitement admissibles.

Somme toute, lorsque l'attaque se produit, l'*expectoration* est ce qu'elle était les jours précédents, c'est-à-dire en rapport avec la nature et le degré des lésions pulmonaires préexistantes. L'accident nouveau n'y apporte parfois aucune modification. Mais ce qu'on observe assez souvent, c'est l'augmentation du nombre des crachats, la dilution du pus par une sérosité qui peut rendre l'expectoration un peu mousseuse. C'est le phénomène banal de la plupart des incidents plus ou moins congestifs qui surviennent chez les tuberculeux à expectoration déjà notable.

Lorsque la pleuro-pneumonie est constituée, il arrive un moment où elle a son *expectoration propre*.

Quand les premiers craquements humides paraissent au centre du foyer, les crachats sont formés de petits blocs de pus, déchiquetés, comme résultant de la rupture d'un bloc purulent plus volumineux. Peu à peu cela se modifie. Le crachat matinal est rendu en entier, en bloc purulent qui plonge au fond de l'eau du crachoir. Il a souvent la forme d'une amygdale anfractueuse (*crachat amygdalien*), ou d'une bourse arrondie dont la cavité est circonscrite par un rebord épais, gaufré, godronné (*crachat bursiforme*). Le crachat amygdalien ne peut pas être facilement étalé dans l'eau. Mais le crachat bursiforme se laisse volontiers dissocier, et l'on peut facilement se rendre compte qu'il est formé d'une agglomération de boules purulentes réunies par une gangue ramifiée dont les prolongements leur servent pour ainsi dire de pédicules. Il est logique de penser que ces crachats amygdaliens et surtout les bursiformes représentent la masse de sécrétion purulente produite dans un territoire broncho-lobulaire en travail de *désagrégation*. Lorsque les secousses de toux ont détaché toute la couche de muco-pus, celle-ci se rétracte par son élasticité propre pour former ce crachat particulier.

Il existe aussi une variété du crachat amygdalien qui mériterait un nom particulier. Il est plus volumineux que ce dernier, très lourd, et ressemble exactement aux amas d'excréments des vers de terre qu'on rencontre à la surface du sol (crachat vermiforme).

Quelles que soient les variétés de leur aspect extérieur, ces crachats purulents constituent un groupe très distinct par leur origine commune. Ce sont les *crachats de désagrégation lobulaire*. Et les petites expectorations déchiquetées semblent résulter de leur fragmentation par rupture de la gangue qui réunit leurs blocs constituants.

Tous ces produits purulents ne sont vraisemblablement pas spéciaux à la pneumonie nécrosante. Les tuberculoses nodulaires communes en voie de ramollissement peuvent très bien en fournir d'analogues.

Plus tard, lorsque la désagrégation lobulaire est plus avancée, lorsque le foyer pneumonique est en plein ramollissement, les crachats deviennent plus amorphes dans leur contexture, bien que toujours arrondis, en masses de pus homogène. Enfin quand la cavernule survient, et à fortiori la caverne vraie, on voit paraître les crachats *nummulaires,* moins consistants, s'aplatissant au contact de l'eau, ou même complètement crémeux et s'étalant en nappes à sa surface.

Tout cela manque évidemment de caractères spécifiques.

Mais la *valeur symptomatique des crachats réside moins dans leur nature que dans le rapport qui s'établit naturellement entre leur quantité et les phénomènes d'auscultation.*

Nous avons insisté sur ce fait capital de la symptomatologie, que, dès l'apparition des premiers craquements au centre du foyer pneumonique, l'oreille pouvait percevoir le caractère dit caverneux des bruits d'auscultation. Et cela alors même que toute l'expectoration consistait en quelques débris purulents insignifiants, par conséquent en dehors de toute notion de l'existence d'une caverne.

Or le même désaccord entre la quantité des crachats et les signes d'auscultation se poursuit pendant toute l'évolution de la maladie. *En somme l'expectoration ne répond presque jamais par sa quantité au taux que semble comporter le carac-*

tère caverneux de la lésion. Ce n'est qu'à la période vraiment cavitaire de l'affection que cette sorte de paradoxe disparaît. Et plus tard encore, dans le cas où, avec ou sans caverne vraie, le malade est très près de la guérison, lorsqu'il n'expectore plus qu'un petit débris purulent le matin, lorsque l'auscultation démontre que la lésion se compose surtout d'une coque pleurale recouvrant un tissu pulmonaire en voie de sclérose cicatricielle ; alors, les bruits de déplissement pleuro-pulmonaire dont nous avons parlé conservent souvent un timbre caverneux ou porcelainé, qui peut induire en erreur en faisant supposer l'existence d'une vraie cavité pulmonaire qui n'a jamais existé ou qui n'existe plus.

Étant donné que la période de désagrégation du foyer, dans les pneumonies qui ont fait nécrose, donne lieu à une expectoration assez caractéristique, il serait intéressant de savoir si, dans les pneumonies nécrosées qui guérissent, la période de réparation du foyer donne lieu à une expectoration particulière également. Il nous a semblé qu'il n'y avait rien de fixe à cette égard.

Ainsi dans les pneumonies nécrosantes à suppuration bénigne, il peut arriver que les crachats des derniers jours reproduisent à peu près les blocs purulents, petits, déchiquetés, qui avaient caractérisé le début de la désagrégation centrale du foyer ; on dirait dans ces cas que la cavernule s'est brutalement fermée sur les dernières parcelles purulentes de la période d'élimination, comme si aucune suppuration ou sécrétion muco-purulente n'avait était utile pour parfaire sa cicatrisation.

Il est vrai que dans d'autres cas analogues, quand la suppuration se tarit, on peut voir les petits blocs purulents ou les petits crachats amygdaliens faire place pendant un temps variable à des crachats arrondis, à peine purulents, plutôt muqueux transparents, qui vraiment alors paraissent marquer la phase de réparation du foyer.

Mais quand il s'agit de pneumonies nécrosantes qui ont fait caverne plus ou moins notable, les choses se passent différemment.

Lorsque le foyer, caverneux, a suppuré un temps variable avec ses crachats amygdaliens, bursiformes, enfin plus ou moins nummulaires soit seuls soit encore mélangés à ces derniers, la phase de réparation se dénonce généralement par la disparition des crachats lourds. Les nummulaires qui persistent s'amincissent, s'allègent encore, se dissocient sur leurs bords, deviennent crémeux, souvent d'un jaune plus intense. Ils diminuent peu à peu de volume et de consistance, et finissent par devenir muco-purulents et simplement muqueux transparents.

A cette période ultime de la réparation du foyer, il arrive parfois que les dernières expectorations reviennent à la forme arrondie, lobée, mais ce sont des boulettes claires à peine tachées de parties plus ocreuses.

Il est à noter aussi que l'expectoration, au lieu d'être matinale, dès le réveil comme antérieurement, retarde de plus en plus dans son apparition, et se montre seulement quand le malade est levé, et même simplement l'après-midi.

Bien que très variable suivant les cas, la période de réparation des pneumonies suppurées présente en somme des modifications assez caractéristiques de l'expectoration.

Nous verrons plus loin que cette période de réparation peut subir des alternatives de desséchement réel ou apparent du foyer, avec des reprises inattendues d'expectoration variable, de durée d'ailleurs assez courte en général.

V. — MARCHE.

Sans oublier que le début de l'affection paraît être, comme nous l'avons dit, très variable, ses façons de se comporter et d'évoluer, une fois constituée, ne sont pas moins différentes.

1° Tout d'abord, la pleuro-pneumonie dont il s'agit est-elle susceptible de disparaître sans suppuration centrale, c'est-à-dire sans élimination de nécrose, ce qui peut-être équivaut à dire, sans faire de nécrose centrale ? Nous ne l'avons jamais observé [1]. Mais nous avons vu un cas fort remarquable où la résolution s'est faite avec une sup-

---

1. Voir les pneumonies nécrosantes avortées, p. 141.

puration tellement minime qu'elle eût pu passer inaperçue si nous ne l'avions recherchée avec l'idée bien établie par avance qu'elle se montrerait à un moment donné[1].

OBSERVATION. — Un jeune homme assez robuste, de constitution dite lymphatique, toussait légèrement depuis quelques semaines avec des traces d'expectoration. Il n'en continue pas moins une vie de surmenage assez notable. Après un

[1]. Au surplus, il faut être très sceptique vis-à-vis des tuberculeux en général, et des pleuro-pneumoniques tuberculeux en particulier qui ne crachent point. Tous les jours nous voyons des tuberculoses *dites fermées* se transformer en *tuberculoses ouvertes* dans les 48 heures, par le seul fait que les malades apprennent à expectorer, et surtout parce qu'on leur enseigne que la lésion de leur poumon doit donner des crachats quelconques, ce qu'ils ignoraient jusque-là.

Et le scepticisme du médecin est encore plus de rigueur quand il s'agit de jeunes femmes et de jeunes filles.

A part les pleuro-pneumonies que nous appelons avortées, pour lesquelles l'absence d'expectoration est difficile à démontrer, parce qu'elle peut se confondre avec celle des lésions préexistantes, nous n'avons vu qu'une seule fois l'absence totale de crachats pendant l'évolution, favorable d'ailleurs, d'une pleuro-pneumonie juxtascissurale dont l'histoire sera relatée ailleurs. Et notre conviction est que l'expulsion seule des crachats a manqué chez la jeune fille qui fait le sujet de cette observation. Car il y eut pendant un certain temps des craquements sous-scissuraux qui chez tous les malades de cette catégorie s'accompagnent du rejet de quelques débris purulents. Et ce qui nous porte à croire plus encore à une tromperie inconsciente, c'est que, la convalescence de la maladie s'étant établie, la première période menstruelle s'accompagna d'accidents congestifs formidables du côté des deux poumons, avec râles humides qui persistèrent plusieurs jours pendant lesquels, malgré la toux bronchitique, aucune trace d'expectoration ne se montra.

SABOURIN.   4

refroidissement, il est pris subitement de fièvre et l'on voit apparaître en plein lobe supérieur droit un souffle intense. On diagnostique une pleurésie localisée. Comme dans beaucoup de cas analogues, l'expectoration habituelle disparaît totalement, la fièvre tombe bientôt à presque rien.

Quand nous vîmes le malade il présentait tous les signes locaux d'un bloc pleuro-pulmonaire bien limité en plein lobe supérieur en arrière. Nous fîmes le diagnostic de pleuro-pneumonie né-crosante, et nous annonçâmes que, malgré la bénignité apparente des symptômes, il fallait s'attendre à voir survenir à une date prochaine des signes de ramollissement central. Rien ne bougea pendant trois semaines durant lesquelles le thermomètre ne dépassa pas 37°,2 le soir. Sans cause connue, il s'éleva un beau jour à 37°,8. Dès le lendemain on découvrait au centre du foyer un craquement sec caractéristique, et bien-tôt le malade expectora chaque matin quelques parcelles déchiquetées de matière purulente. Cette suppuration insignifiante dura quelques semaines sans grandes modifications, et la guérison totale s'en suivit assez rapidement, de la façon habituelle que nous indiquerons plus loin.

2° Dans d'autres cas, très bénins également, la suppuration, très caractérisée d'ailleurs par l'expectoration et les signes d'auscultation, est peu abondante bien que l'évolution de la maladie soit plus longue.

Chez une jeune femme nous avons vu guérir en trois mois une vaste pleuro-pneumonie du lobe inférieur gauche qui n'avait donné lieu qu'à quelques craquements et râles caverneux à son centre, et à l'émission de 4 ou 5 crachats amygdaliens tous les matins.

3° Par une série de cas de transition on arrive aux formes plus sévères, soit par la durée de la suppuration, soit par la gravité des délabrements produits au centre du foyer.

Il y a des pleuro-pneumonies à suppuration bénigne, qui durent six mois, un an et plus, avec des alternatives d'accroissement et de diminution du taux de l'expectoration, le nombre des crachats amygdaliens ou bursiformes ne dépassant pas huit à dix dans les 24 heures. Pendant tout ce temps le foyer donne à l'auscultation les mêmes signes caverneux. Quelle que soit leur durée, ces cas guérissent en général fort bien à mesure que le malade acquiert sa résistance organique. Après les premières réactions fébriles produites par l'établissement de la suppuration, le thermomètre devient normal le matin, se maintient le soir aux environs de 37°, souvent même reste au-dessous ; peu à peu le nombre des crachats diminue, puis l'expectoration ne se compose plus que de quelques débris déchiquetés que le malade rend beaucoup plus tard tous les matins [1].

1. D'une façon générale, le retard dans l'expectoration matinale des tuberculeux paraît être un signe favorable.

Sa disparition totale n'est pas toujours brusque. Il est fréquent au contraire de voir l'expectoration cesser pendant plusieurs jours, reparaître quelque peu, cesser de nouveau une semaine ou deux pour reparaître encore. Après quelques alternatives de ce genre, tout disparaît définitivement.

Pendant cette évolution, le foyer pulmonaire se modifie lentement à l'auscultation. Les vibrations thoraciques sont toujours accrues, la matité cède à peine, le souffle est aussi rude, aussi caverneux qu'auparavant, la bronchophonie haute et basse persiste; mais les bruits adventices disparaissent peu à peu de la respiration ordinaire pour n'être plus réveillés que par la toux. Enfin les craquements xyloïdiens ou xylophoniques n'existent plus et la toux réveille seulement les bruits de froissement de papier métallique ou de porcelaine qu'il paraît naturel de rapporter à la coque pleurale métapneumonique graduellement desséchée.

4° Dans les pleuro-pneumonies qui évoluent sans formation de cavernes notables, il est assez fréquent de voir la restitution *ad integrum*, au moins à l'auscultation, de toute la région malade. Nous connaissons une série de tuberculeux chez lesquels il est impossible de retrouver à l'auscultation la place de l'ancienne affection. Mais cette disparition totale des symptômes locaux est toujours très longue à s'effectuer.

D'autres fois, après guérison aussi parfaite que

possible, il persiste, peut-être pour toujours, une plaque de respiration rude qui donne lieu aussi à un peu de retentissement de la voix.

5° La *formation des cavernes* véritables dans la pleuro-pneumonie nécrosante n'est pas toujours univoque.

Dans beaucoup de cas elles sont le résultat de la désagrégation progressive au centre du foyer pneumonique, que cette désagrégation se fasse graduellement, ou par attaques répétées d'élimination suppurative avec intervalles de repos, de la façon que nous indiquerons plus loin.

Plus rarement l'apparition de la caverne est presque brutale, par suite de l'élimination suppurative d'un bloc de volume variable du tissu pulmonaire nécrosé. En peu de jours les symptômes caverneux francs apparaissent.

La guérison après caverne véritable n'est point chose extrêmement rare, même pour des cavités donnant de 3o à 4o crachats blocs en 24 heures, et ayant possédé à la rigueur les signes de l'amphorisme et du métallisme. Il faut assurément, pour évaluer le calibre des cavernes de cette origine, tenir compte de l'exagération des bruits dits cavitaires par les tissus périphériques, plèvre et poumon altérés qui font ici l'office d'anche vibrante et d'appareil de renforcement. Mais tout bien considéré les cavernes n'en existent pas moins.

Dans les formes les plus fréquentes, pleuro-pneumonies superficielles par rapport à la grande plèvre, la guérison s'annonce par la diminution des crachats et des râles caverneux humides. Les craquements et râles, qui parfois avaient le caractère amphorique et métallique, deviennent à timbre caverneux simple, et il en est de même du souffle. Peu à peu ces bruits adventices deviennent rares à la respiration ordinaire, et sont seulement réveillés par la toux. Enfin les seuls bruits perceptibles sont les froissements de caractère varié, donnant à l'oreille l'impression qu'ils se passent surtout dans une coque pleurale encore membraneuse à lamelles humides.

L'expectoration peut avoir cessé depuis quelque temps que la région reste encore soufflante, avec des froissements de papier métallique, avec de la bronchophonie et même de la pectoriloquie haute et base. Ce sont là les signes de la coque pleurale en voie de dessiccation et de cicatrisation, mais la lésion pulmonaire sous-jacente est guérie. Ces reliquats d'auscultation sont susceptibles de persister des années pour le moins quand l'évolution de la maladie a été prolongée. Mais quand cette évolution caverneuse a été rapide on peut les voir s'atténuer et presque disparaître assez promptement. Nous avons une série d'observations dans lesquelles, au bout d'un an ou 18 mois, la place de la caverne ne se rappelait que par une légère submatité et une respiration un peu rude, avec ou sans les signes habituels de ce que l'on appelle l'emphysème compensateur.

6º Disons pour terminer que dans aucune observation nous n'avons vu se produire plusieurs cavités pour un foyer pleuro-pneumonique. La désagrégation suppurative paraît être toujours centrale et unique, que le foyer reste à l'état cavernuleux, ou qu'il devienne caverneux véritablement. Des observations bien suivies avec autopsie établiront, il faut l'espérer, si des réserves sont à faire à cette apparence de loi clinique, en ce qui concerne une terminaison hypothétique de la pleuro-pneumonie nécrosante dont nous dirons quelques mots. Il s'agit de la transformation du foyer en sclérose aréolaire, dont nous croyons avoir vu des exemples.

7º Les pneumonies nécrosantes qui se sont vidées par suppuration notable et prolongée laissent vraisemblablement dans certains cas, comme reliquat de leur guérison, un foyer pleuro-pulmonaire de sclérose variable, englobant soit en profondeur, soit immédiatement sous la plèvre épaissie et adhérente, des culs-de-sac pulmonaires nécessairement altérés.

On conçoit qu'un tel foyer de sclérose avec broncho-alvéolite chronique et atrophique puisse après un temps variable se dessécher totalement et rester lettre morte pour l'avenir.

Mais on conçoit qu'il puisse au moins un certain temps être pour ainsi dire reviviscent, en ce sens que les vestiges de tissu glandulaire qu'il contient peuvent s'humecter et sécréter des mucosités quelconques à la suite d'influences variables. En tout cas cela constitue une partie faible de l'appareil pulmonaire, *locus minoris resistentiæ*, qui a bien des chances de supporter le premier contre-coup des accidents fluxionnaires.

Il en est ainsi en réalité.

Nous connaissons des malades bien guéris de leur pneumonie nécrosante en tant que lésion tuberculeuse, qui pendant un an, deux ans et plus ont gardé en lieu et place de leur foyer un point douteux, pas toujours nettement perceptible à l'auscultation mais devenant plus apparent à certains jours et donnant alors des traces de crachats muqueux d'ailleurs totalement dépourvus de bacilles de Koch.

Y a-t-il constamment une cause palpable à ces réveils de sécrétion broncho-alvéolaire ? Souvent cela survient à la suite d'un froid, d'une fatigue, mais parfois aussi sans cause extérieure et bien plutôt sous l'influence d'un écart de régime, ou d'une mauvaise hygiène alimentaire. De toute façon il persiste là un lieu d'appel pour des manifestations sécrétoires. Il y a des malades qui font ainsi des *rhumes locaux* exclusivement limités au territoire de leur ancienne pneumonie ; nous avons vu également chez un malade deux attaques de *bronchite-fibrineuse arborescente* absolument circonscrite dans le foyer cicatriciel supposé.

Ce sont là des incidents qu'il faut s'attendre

à constater chez les tuberculeux guéris de pneumonie nécrosante, chez ceux même qui depuis leur guérison ne présentent en temps ordinaire aucun signe subjectif ou objectif de persistance d'un foyer quelconque.

Il est à bien noter au surplus que chez les anciens tuberculeux présentant de semblables incidents sécrétoires, d'origine vulgaire évidemment, au niveau d'anciennes scléroses pneumoniques, il est au moins exceptionnel (nous ne l'avons jamais observé) de voir une rechute de bacillose se faire dans ces anciennes lésions. Il nous est arrivé plusieurs fois d'assister au réveil de la tuberculose chez des pneumoniques nécrosants bel et bien guéris, et c'est toujours la lésion primitive du sommet qui s'est remise en activité bacillaire, tandis que rien ne bougeait dans l'ancien foyer de la pneumonie.

Cette constatation intéressante en amène une autre ici bien à sa place.

Nous verrons bientôt que certaines pneumonies tuberculeuses nécrosantes, au lieu de guérir avec ou sans excavation, ou bien de transformer le malade en phtisique chronique incurable, se terminent par la phtisie aiguë. Or, dans ces cas, cette phtisie aiguë n'est pas causée par l'extension de la pneumonie, mais par des manifestations tuberculeuses quelconques dans les poumons [1].

1. Ici devrait se placer un autre paragraphe concernant la

8° Malheureusement, les pleuro-pneumonies nécrosantes ne guérissent point toujours.

question que voici. Étant donné un foyer pneumonique nécrosant, soit à la période de réparation avec une suppuration insignifiante, terminale, à son centre, soit déjà complètement desséché mais perceptible à l'oreille par sa zone soufflante, y a-t-il des chances pour que ce foyer subisse une infection nouvelle, soit bacillaire soit d'autre nature, plutôt que telle ou telle autre région du poumon ?

La notion du *locus minoris resistentiæ* peut le faire supposer à première vue. Mais il y a là un chapitre nouveau, dont les éléments sont d'interprétation difficile, et c'est la raison pour laquelle nous le laissons en marge de ce travail.

Nous avons déjà parlé des aggravations sur place du foyer suppurant de la pneumonie nécrosante ; nous avons signalé la fréquence relative des reprises de suppuration après que toute expectoration avait dûment cessé pendant un, deux, trois septénaires au besoin, et nous avons expliqué que cette sorte de reviviscence du foyer pouvait être causée par un réveil d'activité bacillaire dans quelque infundibule pulmonaire *encore habité* qui aurait été emprisonné dans le tissu scléreux de guérison du foyer nécrosé.

Mais ce que nous avons en vue ici est tout différent, car d'après les quelques faits que nous avons observés, il s'agissait vraiment d'une réinfection produisant un foyer nouveau de suppuration dans le territoire de l'ancien bloc pneumonique, *et à distance* du premier centre de nécrose.

Il en résulte en somme que la pneumonie nécrosante paraît se réveiller sur un point nouveau de son étendue. Avec plus ou moins de fièvre, après un début qui peut être brutal, la symptomatologie du foyer nécrosant s'établit, et ce foyer évolue de la façon habituelle vers le ramollissement plus ou moins accentué, cavernuleux ou caverneux.

Dans les quelques cas que nous avons observés, le pronostic fut bénin. Mais ce n'est pas raison suffisante pour qu'il en soit toujours ainsi, et il est à prévoir qu'un foyer nécrosant de cet ordre peut fort bien causer des dégâts irréparables comme toute pneumonie nécrosante, et au besoin donner le coup de fouet à l'évolution d'une phtisie galopante.

Nous avons vu trois fois la maladie *se transformer en phtisie aiguë.*

La pathogénie de ces réinfections secondaires est à discuter et nous n'avons pas la prétention de l'établir d'après les rares faits que nous avons observés. Mais le problème peut se poser pour le moment de la façon suivante :

S'agit-il toujours d'une réinfection par le bacille de Koch ? S'agit-il plutôt ou parfois seulement d'une réinfection plus vulgaire ?

La démonstration semble difficile à faire au moyen des expectorations, car dans le cas même où toute sécrétion purulente aurait cessé quand l'accident nouveau se produit, le foyer de suppuration secondaire pourrait éliminer des bacilles restés à l'état latent dans la zone de la première pneumonie dont le processus de guérison serait encore tout récent.

L'origine bacillaire de cette réinfection est facile à trouver dans le poumon quand il y a encore de l'activité tuberculeuse soit dans le sommet, soit dans le foyer pneumonique lui-même. Et il est probable qu'il en est souvent ainsi.

Mais d'après plusieurs observations que nous avons suivies de près, le point de départ de ces réinfections pourrait bien être plus éloigné, c'est-à-dire dans le pharynx, au moins dans certains cas. Il nous a semblé que chez des tuberculeux porteurs de pharyngites, d'amygdalites chroniques sujettes à des poussées inflammatoires intenses, fébriles, la coïncidence de ces crises d'origine plus ou moins infectante, et de l'apparition de ces réinfections pneumoniques était trop manifeste pour que le rapport de cause à effet ne s'établît pas aussitôt de lui-même.

Cette pathogénie rentre absolument dans les choses connues de la pathologie générale, soit qu'on envisage la vraie pneumonie ou la broncho-pneumonie, soit qu'on considère la tuberculose elle-même, mais il serait intéressant de la retrouver exacte quand il s'agit de ces cas curieux de réinfection d'un foyer de pneumonie tuberculeuse nécrosante.

Des observations plus nombreuses établiront un jour ou l'autre ce qu'il peut y avoir de légitime dans les notions précédentes, en apportant la lumière dans une question incontestablement très obscure pour le moment.

Dans un cas il s'agissait d'un foyer d'abord
bien limité au lobe supérieur droit en arrière,
juste au-dessus de la scissure, chez un jeune
homme abîmé par le surmenage dans des conditions hygiéniques déplorables. Les symptômes
généraux étaient intenses : le ramollissement caverneux envahit rapidement le foyer et peu à peu
une tuberculose disséminée se montra des deux
côtés de la poitrine. Le malade succomba après
une série d'hémorragies nasales et pulmonaires.

Dans un autre cas il s'agissait d'un adolescent,
type du candidat à la phtisie, qui portait depuis
longtemps et malmenait constamment un foyer
bacillaire du sommet gauche. La pleuro-pneumonie éclate à la partie moyenne du lobe inférieur
gauche dans la ligne axillaire et dès le début est
prise pour une pleurésie. Au bout de 15 jours la
désagrégation centrale commençait, donnant lieu
à des phénomènes caverneux très intenses, malgré l'insignifiante expectoration. Un mois après
le début, le poumon droit se prend sous forme de
tuberculose disséminée et le malade meurt d'épui-
sement général sans suppuration bien notable.

La troisième observation concerne une jeune
femme de fort belle santé apparente, mais chargée
d'une terrible hérédité tuberculeuse. Sous l'influence du surmenage de la vie mondaine, un
foyer bacillaire d'apparence bénigne se développe
dans le sommet gauche. Il passe presque inaperçu.
Après une fatigue éclate une pleuro-pneumonie

du même côté. Il s'agissait en réalité d'une pleuro-pneumonie nécrosante à foyer central sous-
jacent à la scissure postérieure, avec grand retentissement sur la plèvre du lobe inférieur. Cette
lésion parut d'abord suivre une marche très régulière et assez rapide vers la guérison. comme dans
beaucoup de cas où la nécrose centrale est très
limitée. En pleine amélioration apparente de l'état
général et de l'état local, sans cause connue, la
fièvre reparaît, la lésion primitive du sommet se
remet en activité et rapidement l'affection se
transforme en phtisie galopante.

Dans les trois cas précédents, il s'agit véritablement de tuberculose aiguë, galopante si l'on
veut, qui vient compliquer l'évolution de la pneumonie et terminer la scène.

Mais il y a des cas où, sans complications nouvelles de tuberculose, la pneumonie nécrosante a
une évolution si aiguë, qu'elle tue par elle-même,
par suite de la fonte rapide du parenchyme pulmonaire et de la formation d'une caverne ou de
deux cavernes plus ou moins symétriquement
placées dans les deux côtés de la poitrine. Nous
en avons signalé un exemple, en parlant de la
chronologie du début des lésions dans les pleuro-
pneumonies bilatérales.

Les faits de ce genre pourraient servir d'intermédiaire entre la forme clinique de tuberculose
que nous étudions et les phtisies aiguës pneumoniques. Ici, comme en tout, en effet, les classifi-

cations ne servent qu'à mettre un relief des types d'affections qui nous paraissent bien nettement établis, mais qui en réalité sont reliés entre eux par des degrés en plus ou en moins des dites affections.

Il nous paraît vraisemblable que dans la pratique ordinaire on doit voir assez fréquemment la pneumonie nécrosante marquer le début de la phtisie rapide. C'est en effet une lésion souvent grave par elle-même, c'est une affection secondaire, en quelque sorte une complication chez des tuberculeux déjà surmenés. Il est par conséquent assez naturel qu'elle ait pour effet d'activer l'évolution bacillaire surtout si elle éclate chez des sujets de peu de résistance, surtout encore si l'on ne lui adapte point l'hygiène thérapeutique qui lui convient dès le début.

Nous avons laissé à entendre que la pleuro-pneumonie nécrosante pourrait bien n'être, en tant que lésion, qu'une pneumonie caséeuse. Il est évident que la clinique vient à l'appui de cette supposition.

Dans le langage habituel de la médecine, il est de règle de considérer comme incurable la pneumonie caséeuse, ce qui semble bien naturel puisqu'on ne l'étudie guère que comme facteur des phtisies aiguës dites pneumoniques à pronostic presque toujours fatal. Mais il est tout à fait admissible de croire que la pneumonie caséeuse est souvent facteur de la phtisie chronique, bien qu'étant affection aiguë par elle-même ; qu'elle revêt alors des formes plus ou moins bénignes ou plus ou moins graves ; et que par des modalités intermédiaires entre celles qui font la phtisie aiguë pneumonique et celles qui concourent à l'évolution de la phtisie chronique, elle transforme en phtisies galopantes des tuberculoses qui paraissaient s'annoncer plutôt comme à marche lente.

Tous les intermédiaires existent entre ce qu'on appelle la phtisie aiguë et ce qu'on appelle la phtisie chronique. Il ne faut donc pas s'étonner si la terminaison de la pneumonie nécrosante par phtisie chronique est plus ou moins rapide ou plus ou moins lente. C'est une affection souvent très curable comme l'est la tuberculose pulmonaire en général, à condition qu'elle soit soignée et soignée à temps, et que le sujet qui la porte soit capable de remonter le courant de sa déchéance organique.

Les causes de sa non-guérison sont donc les mêmes pour elle et pour la tuberculose en général.

Aussi quand les éléments de curabilité n'y sont point, voit-on les pleuro-pneumoniques continuer à déchoir comme tout phtisique incurable, pendant que leur lésion suppure, s'excave en caverne, se complique d'accidents variés du côté du poumon ou ailleurs, et rien ne différencie alors le patient d'un phtisique vulgaire.

7° La pleuro-pneumonie nécrosante est-elle

susceptible de se transformer de façon plus ou moins massive en sclérose combinée avec ce qu'on appelle la dilatation bronchique, c'est-à-dire en sclérose aréolaire? On trouve parfois aux autopsies de phtisiques chroniques des territoires pulmonaires nettement limités, de forme plus ou moins lobaire, constitués par un tissu absolument aréolaire. Nous serions tenté de croire que cette lésion curieuse pourrait dans certains cas résulter d'une évolution particulière de la pneumonie nécrosante, la charpente d'un lobe résistant à la destruction alors que le parenchyme vrai disparaît par élimination. Nous avons suivi plusieurs années deux malades dont l'histoire peut faire supposer cette terminaison remarquable. Dans les deux cas il s'agissait de foyers occupant précisément la base du poumon dans l'angle du rachis et du diaphragme.

8° De tout ce qui précède il est facile de conclure que la marche de la pneumonie nécrosante, en tant que maladie de longue durée, et de durée fort variable, suivant la gravité de la lésion primordiale et suivant les incidents d'évolution ultérieure dont elle est susceptible, ne prête guère à une quasi-formule synthétique, comme cela peut s'établir à la rigueur pour la pneumonie ordinaire.

Cependant, on peut dire que deux phases coupent l'évolution de la pneumonie nécrosante. L'une qui va du début de l'affection jusqu'au

moment où celle-ci est totalement constituée ;
l'autre qui s'étend de cette dernière époque jusqu'à la guérison, lorsqu'elle guérit.

Il semble légitime de les appeler, la première,
la *phase de formation*, et la seconde la *phase de
réparation*.

Nous en avons dit assez jusqu'ici pour faire
comprendre que dans les formes ordinaires, la
pneumonie tuberculeuse nécrosante possède, en
tant que foyer, une évolution limitée ; que dans
ce foyer, limité à une époque variable, il se fait,
soit d'un seul coup, soit successivement, ce que
nous ignorons pour l'instant, une nécrose centrale de tissu pulmonaire, qu'enfin cette nécrose
donne lieu à un travail de suppuration éliminatrice, lequel n'est en somme que le processus
naturel de guérison de cette lésion. La division
en deux périodes, l'une de formation, l'autre de
réparation, répond donc à ce que nous pouvons
imaginer de l'évolution du foyer pneumonique.
Mais qu'on ne s'attende pas à voir journellement
ces deux stades bien tranchés, comme on pourrait
le supposer théoriquement, si la phase de formation prenait fin au moment précis où s'installe-
rait la suppuration éliminatrice. Les faits démontrent au contraire que bien souvent la désagrégation
nécrotique est très précoce et débute alors que le
foyer pneumonique *nous semble, d'après les symptômes généraux et les signes physiques, encore en
pleine évolution.* En est-il ainsi en réalité, est-ce

une interprétation clinique erronée résultant inévitablement de la connaissance presque nulle que nous avons du processus anatomo-pathologique lui-même ? Il n'y a pas, jusqu'à plus ample informé, à y insister autrement, et nous resterons sur le terrain des apparences.

Pour juger la question il semble tout simple de s'en rapporter à la marche de la fièvre. A première vue la période de formation devrait se manifester par un état fébrile permanent, à un degré quelconque d'intensité, et, à première vue aussi, la phase de réparation devrait changer radicalement la forme de cet état fébrile. La chose est possible, et sera peut-être démontrée par des observations nombreuses suivies dès le début, *et dans des conditions hygiéniques particulières.*

Mais les faits que nous avons le mieux étudiés dans notre sphère d'action ne nous permettent pas de conclure, et de tout cela voici la raison, que mettent bien en lumière les quelques courbes thermométriques suivantes.

Si rares que soient pour nous les occasions de récolter des relevés complets de la fièvre dans cette affection, nous pouvons cependant en fournir trois institués dès le premier jour.

Le premier (tracé D) a trait à une pleuro-pneumonie juxta-scissurale postérieure du côté droit. Au domicile du malade la fièvre se tient à 38°,6-40° pendant onze jours. Transport au sanatorium.

Le matin de l'arrivée, le thermomètre tombe

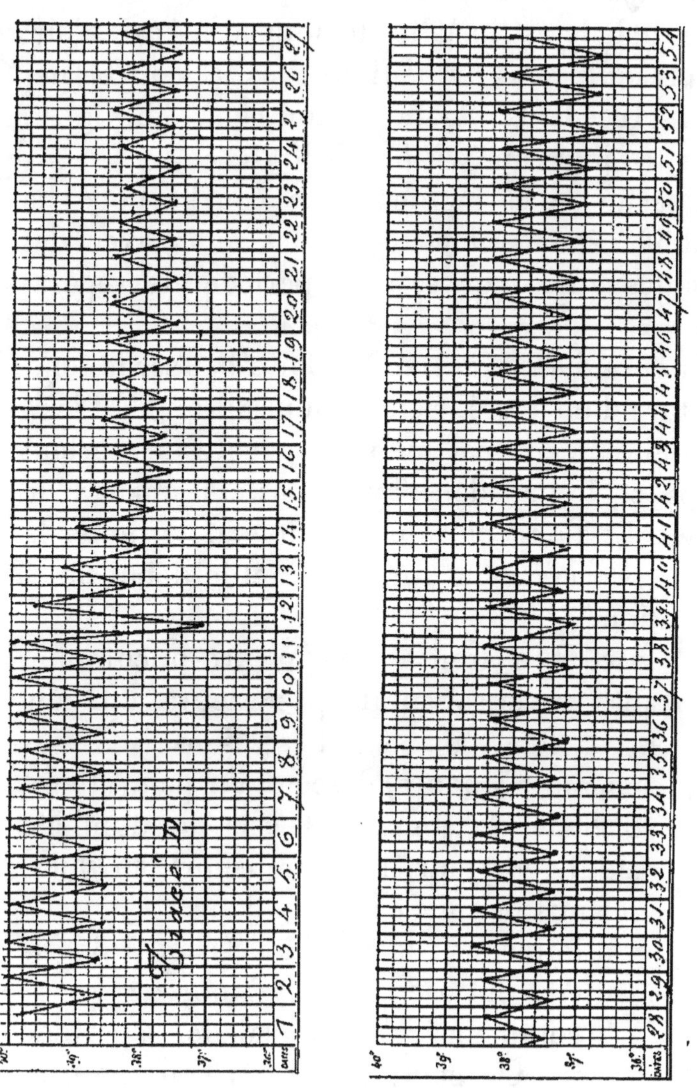

37°, offrant ainsi un bel exemple de ce que

nous avons appelé *l'hypothermie passagère de surmenage*.

Le malade est installé de suite à la cure d'air. Or presque sans transition avec la courbe des jours précédents, la fièvre tombe à 38°-39°,2, et quatre jours après à 37°,5-38°,5.

A partir de ce moment une courbe nouvelle s'établit, répondant pendant des mois, avec des ariantes quelconques, à la période de réparaon.

La cure d'air ayant suffi à faire baisser la temrature d'un degré, rien ne nous dit que la fièvre érieure n'eût pas persisté encore un certain ps si le malade n'avait pas été changé de eu. Et alors, où pouvons-nous déterminer la 'u processus de formation et le début de la ation ?

tracé B a trait à une pleuro-pneumonie sante juxta-scissurale postérieure du côté . La fièvre du début se tient à 38°,6-)endant 15 jours, descend un peu, atteint 8°,8, le 22° jour, tout cela au domicile de. Le 26° jour, il est transporté au sana et mis de suite à la cure d'air. 'at immédiat : la courbe descend à 37°,2 atteint 36°,6-37°,2 le 36° jour.

a commencé, chez ce malade, la période 'ion? On peut, d'après la courbe, sup lle a débuté le 22° jour, à domicile. patient était resté chez lui et que le

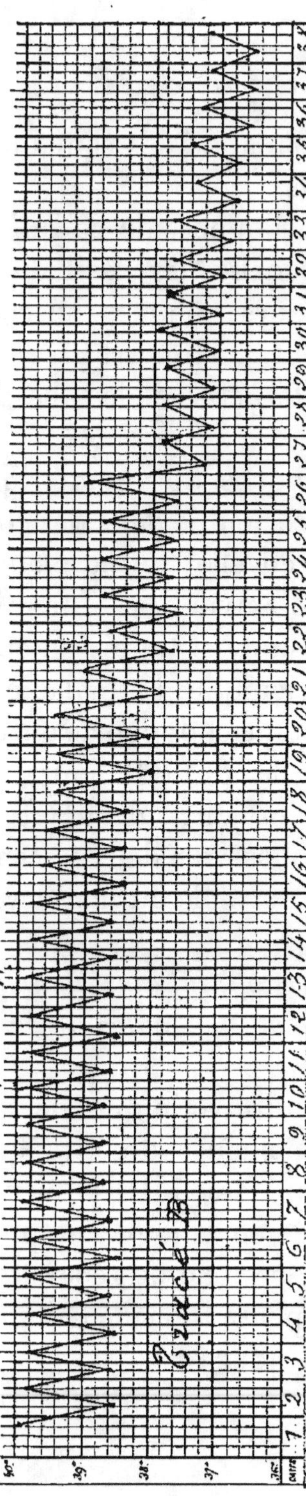

thermomètre se fût main-
tenu longtemps à $37°,6$-
$39°$, on eût été peut-être
fort embarrassé pour
l'affirmer.

Quoi qu'il en soit de
cette difficulté d'interprétation, qui disparaîtra,
croyons-nous, en pré-
sence d'observations bien
suivies, chez des malades
soumis dès les premiers
jours à la cure hygiéni-
que, les courbes thermo-
métriques font voir assez
nettement que dans les
formes ordinaires, d'in-
tensité moyenne, de la
pneumonie nécrosante,
l'acmé fébrile s'établit
d'emblée ou presque
d'emblée et se maintient
un temps assez long, dix
à vingt jours étant une
durée très ordinaire. Puis,
plus ou moins graduelle-
ment, la fièvre baisse, de
façon que la tempéra-
ture matinale se rap-
proche de la normale à

un moment donné. Cela demande des semaines, mais souvent aussi des mois.

Il est à remarquer qu'à l'opposé de ce qui se voit dans la pneumonie franche, les oscillations nycthémériques sont toujours notables ou considérables, même au début, ce qui est assez en rapport avec les allures habituelles de la tuberculose.

Nous donnons ici une courbe thermométrique (tracé H) que nous avons recueillie dans des conditions parfaites. Il s'agit en effet d'une pleuro-pneumonie juxta-scissurale suivie dès le premier malaise, diagnostiquée aussitôt, et traitée en conséquence par la cure hygiénique. La maladie, à début très bruyant, fut bénigne et de courte durée. On voit que l'acmé fébrile dura 8 jours, et qu'après une période de 11 jours de fièvre un peu moins violente, la phase de défervescence s'établit pour atteindre la normale du matin vers le 30e jour.

Beaucoup de courbes nous offrent ainsi deux périodes extrêmes séparées par une autre intermédiaire.

En se reportant à l'évolution clinique de l'affection, on peut légitimement admettre que, dans le cas qui nous occupe (tracé H), la pleuro-pneumonie s'est constituée en 8 jours, et que le 24e jour a commencé la période de réparation.

Mais que représente la phase intermédiaire qui s'étend entre le 9e et le 24e jour ?

Pour l'expliquer, il faut, croyons-nous, se reporter à un fait important signalé antérieurement.

Nous avons dit que l'éclosion d'une pneumonie nécrosante chez un tuberculeux soulevait des réactions de voisinage d'une intensité et d'une étendue incroyables, sur le poumon et sur la plèvre. La clinique montre que ces lésions de voisinage, dont nous ignorons d'ailleurs la nature intime, s'accroissent tant que dure la période de formation de la pneumonie, et tendent à disparaître quand elle est constituée, limitée en tant que foyer, pendant que s'installe la période de réparation. Que ces lésions soient simplement congestives ou bien véritablement plastiques, leur façon d'être, l'influence remarquable qu'exerce la

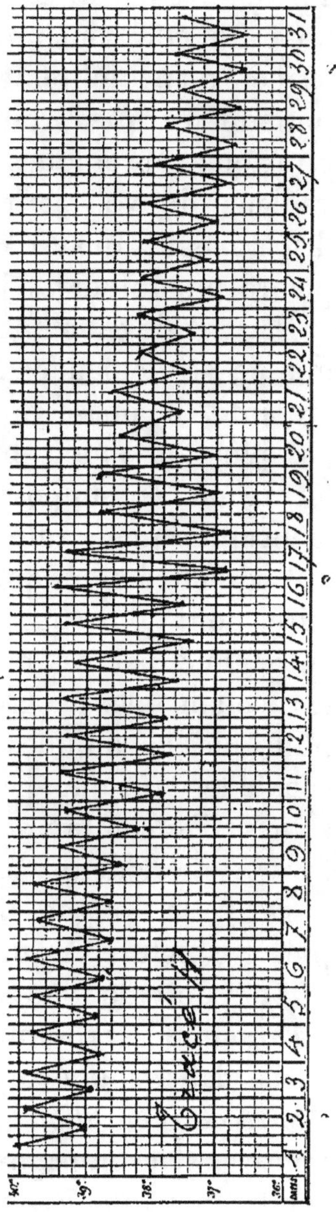

cure d'air sur leur résolution rapide, laissent supposer qu'elles ont une grande analogie avec les lésions d'encombrement pulmonaire ou pleuro-pulmonaire que produit le surmenage chez les phtisiques chroniques. C'est en effet quasi merveilleux de voir la rapidité avec laquelle elles disparaissent quand on met à la cure d'air un pleuro-pneumonique jusque-là renfermé.

Partant de cette intéressante donnée, il est permis de se demander si, dans la pneumonie nécrosante, la phase de réparation ne succéderait pas plus ou moins brusquement à la phase de formation, en supposant l'absence de ces lésions d'encombrement autour du foyer. Et l'on pourrait admettre alors que la période fébrile intercalaire, dont nous cherchons la raison d'être, serait entretenue par ces mêmes lésions. On aurait ici le pendant de *la fièvre de surmenage* chez les phtisiques chroniques, qui dure, en courbe descendante, tant que persistent à l'auscultation les signes d'encombrement dans le voisinage des foyers tuberculeux véritables.

De cette longue discussion il semble qu'on puisse conclure ce qui suit.

Au point de vue anatomo-pathologique, la pneumonie nécrosante offre deux phases principales dans son évolution, *l'une de formation, l'autre de réparation*. Mais la phase de formation du foyer s'accompagnant toujours de lésions d'encombrement, la résolution, la disparition de ces lésions d'encombrement constituent une phase intermédiaire que nous appellerions volontiers *la phase de désencombrement du foyer pneumonique.*

Tout cela est inscrit de la façon la plus nette dans les trois courbes thermométriques que nous avons données précédemment.

Revenons brièvement sur ces trois périodes.

A. — Période de formation. — Il est fort probable que le stade d'acmé fébrile correspond exactement par sa durée à la période de formation du foyer pneumonique, quelles que soient les lésions d'encombrement périphérique, et que la fièvre tend à baisser dès que ce foyer est définitif dans ses limites. Nous voyons sur nos trois courbes que cette phase de début a duré 8, 11 et 15 jours. Il s'agit ici de formes sérieuses, et l'on conçoit qu'elle puisse être bien plus courte.

Nous avons d'ailleurs signalé précédemment la difficulté *actuelle* de se renseigner sur le début de la maladie, et il faut attendre des observations plus nombreuses et suivies dès le principe.

Cette période de formation correspond aux symptômes bruyants de la maladie, aux phénomènes congestifs plus ou moins étendus qui masquent le foyer principal, et par suite aux hésitations dans le diagnostic.

B. — Période de désencombrement. — Dès que le foyer est nettement constitué, la fièvre baisse. Les lésions d'encombrement n'étant plus entretenues commencent à entrer en résolution. Un mieux se fait déjà sentir dans l'état général, et à l'auscultation on voit se dessiner graduellement le foyer pneumonique qui semble se débarrasser de sa gangue congestive. En général le diagnostic se précise à ce moment.

Rien n'est plus variable que la durée de cette période, suivant la nature des lésions périphériques. Assez courte si la pneumonie n'a donné lieu qu'à des processus congestifs pulmonaires ou pleuro-pulmonaires, elle devient fort longue si la pneumonie a donné lieu à des processus vraiment plastiques, organisés, du tissu pulmonaire et surtout de la plèvre, car ces processus peuvent être définitifs et irréductibles, créant de véritables infirmités pour l'avenir.

C. — Période de réparation. — En théorie elle commence dès que la baisse thermométrique indique la fin du stade de formation. Mais d'après ce qui précède, son début est masqué par la période de désencombrement qui de plus contribue à la dénaturer tant que les lésions accessoires sont par elles-mêmes capables d'entretenir un phénomène thermique quelconque. De sorte que l'embarras est grand pour déterminer la courbe fébrile correspondant à la période de réparation. Toutefois, d'après la quantité considérable de tracés thermométriques que nous avons recueillis chez des pneumoniques en réparation il semble que la courbe fébrile, une fois débarrassée des réactions de l'encombrement pulmonaire, se tient en général à 37°-38 les premiers jours ou les premières semaines, pour descendre à 36°,5-37°,5, à mesure que le taux de l'expectoration diminue et que s'annonce la dessiccation du foyer pneumonique.

Mais cela peut durer des mois et des mois. Et s'il y a des pneumonies nécrosantes qui se réparent assez rapidement, avec ou sans incidents qui constituent des arrêts variables dans la marche vers la guérison, il y en a trop dont l'histoire, coupée d'accidents quelconques, se prolonge des années, soit qu'elles guérissent à la fin, soit que les malades succombent dans la lutte.

9° Nous n'avons pas à suivre plus longuement les pneumonies nécrosantes qui se sont transformées en vraies cavernes à marche chronique. Le malade qui les présente est devenu un phtisique cavitaire qui se comportera comme peuvent se comporter les cavitaires.

Mais il est intéressant de se demander l'influence que peut avoir, dans les cas bénins ou d'intensité moyenne, l'éclosion d'une pneumonie nécrosante sur la tuberculose préexistante.

Dans un travail antérieur [1] nous avons parlé de l'influence souvent favorable qu'avaient les pleurésies intercurrentes sur la guérison des lésions bacillaires préexistantes, et nous avons relaté in-

---

1. Les pleurésies bienfaisantes chez les phtisiques. *Journal des Praticiens,* août 1904.

cidemment l'histoire de deux malades qui avaient vu se sécher définitivement avec une rapidité inespérée leurs lésions des sommets, pendant l'évolution de pleuro-pneumonies d'ailleurs bénignes. On en trouvera plus loin un autre exemple très remarquable, et nous pourrions en citer plusieurs autres du même genre.

Il nous semble donc incontestable que la pleuro-pneumonie nécrosante, même dans des cas sérieux, peut précipiter la cicatrisation des lésions tuberculeuses préexistantes. Ce n'est pas là une loi, très malheureusement, mais les faits sont utiles à connaître, et nous en avons donné une interprétation plausible dans le travail précité.

Dans la majorité des cas la pneumonie nécrosante exerce *plutôt une action d'arrêt* sur la tuberculose antérieure des sommets. Chez les malades de résistance organique suffisante pour lutter au moins passagèrement contre leur bacillose, la complication nouvelle semble accaparer toutes les réactions pulmonaires, pendant que les sommets paraissent se mettre au grand repos, comme dans l'attente de ce qui va se passer[1]. Il arrive

---

1. C'est là de l'observation courante.

Nous signalerons encore un fait de ce genre qui vient de se présenter à nous.

Un jeune homme porte depuis 5 mois pour le moins une tuberculose nodulaire assez étendue du sommet droit qui a donné lieu à une série d'hémoptysies assez sérieuses.

L'expectoration régulière se compose d'une dizaine de crachats muco-purulents sans forme bien spéciale. Vivant sans précautions

assez souvent que l'expectoration se compose
alors exclusivement de crachats de désagrégation
du foyer pneumonique, et que les sommets ne
recommencent à suppurer vraiment qu'à l'époque
où le foyer est presque tari. On dirait bien que
la lésion tuberculeuse préexistante reprend sa li-
berté d'évolution dès qu'elle n'est plus bridée par
l'activité prépondérante et dérivative de la pneumonie intercurrente. Elle se comporte alors bien
ou mal, comme elle l'aurait fait sans cet intermède, et cela suivant la résistance organique du
malade.

C'est là une succession de faits cliniques que
l'on est appelé à observer. Nous pouvons racon-

sévères, il fait il y a 3 semaines une attaque aiguë, fébrile, répondant à l'apparition d'un foyer soufflant à la partie moyenne
du poumon droit. Il vient au sanatorium.

Le premier examen montre une pneumonie nécrosante sous-
scissurale logée dans le lobe inférieur droit, plus près de la colonne vertébrale. Le centre du foyer est à peine ramolli. Fièvre
modérée.

Le sommet droit est infiltré, mais les bruits y sont plutôt secs.

L'expectoration se compose d'un petit ou de deux débris de
crachat amygdalien provenant certainement du foyer pneumonique, et d'une ou deux mucosités arrondies qui viennent du
sommet. Car le malade les assimile entièrement aux 10 ou 12 crachats qu'il rendait avant son attaque aiguë. Après quelques jours
de repos absolu, ces expectorations muco-purulentes du sommet
avaient totalement disparu et tout se réduisait jusqu'à nouvel
ordre au petit crachat amygdalien pneumonique.

Ici la pneumonie nécrosante avait arrêté en quelques jours l'activité de la lésion du sommet et rapidement tari l'expectoration
qui y prenait naissance.

ter brièvement l'histoire de deux malades qui l'ont présentée dans toute sa pureté.

Un jeune homme robuste, après une période de surmenage de toute nature, fait une tuberculose nodulaire du sommet gauche qu'il traîne pendant des mois, sans rien changer à son genre de vie et se livrant volontiers aux boissons alcooliques. Il est brusquement arrêté par une pleuro-pneumonie siégeant en dehors du mamelon gauche et nettement séparée des lésions du sommet dont l'activité s'arrête du coup.

Envoyé rapidement au sanatorium, le malade suit une hygiène sévère. La pneumonie nécrosante évolue bénigne, et, après avoir présenté les signes caverneux les plus nets, guérit complètement en quelques mois. Mais, comme c'est la règle, le sommet recommençait à fournir quelques crachats.

Le malade, se voyant une belle santé générale, se crut guéri, même de sa lésion première, et malgré tous les conseils se laissa aller à boire de nouveau. Le foyer pneumonique ne donna aucun signe d'activité, mais la lésion du sommet reprit son essor, amenant une phtisie subaiguë que rien n'arrêta.

L'autre cas concerne un jeune homme grand, sec, ayant échappé à la tuberculose de croissance, mais devenu phtisique au début de ses études médicales. Il portait sans réaction notable une infiltration localisée du sommet droit. Survint une pleuro-pneumonie nécrosante logée un peu en avant de la ligne axillaire droite à la hauteur de la 4ᵉ côte. Cette lésion secondaire donna lieu à des phénomènes cavitaires pendant quelques mois, puis guérit totalement, au moins en apparence. Mais quand toute sécrétion purulente y parut tarie, le sommet du poumon qui pendant tout ce temps n'avait guère fourni d'expectoration, reprit une activité nouvelle, s'infiltra de plus en plus, et finit par se ramollir et s'excaver à son tour.

Il est juste de dire que le malade, malgré tous les soins, n'avait pu arriver à acquérir une résistance organique suffisante. Il avait satisfait à la guérison de sa pleuro-pneumonie, accident secondaire, grâce à la cure de repos intensive qu'il avait suivie, mais il était incapable de lutter contre la tuberculose elle-même qui le guettait depuis des années.

A côté de ces exemples à issue malheureuse, tenant ici à une constitution insuffisante et irréparable, là à une erreur de traitement et d'hygiène, on voit des cas nombreux dans lesquels les malades guérissent d'abord leur pleuro-pneumonie, et, continuant à se soigner, triomphent aussi de l'activité nouvelle qu'a pu prendre la lésion première de leur sommet.

Enfin, chez les sujets que leur constitution délicate d'origine ou trop affaiblie par des causes variées, rend incapables de lutter contre leur tuberculose préexistante, il est clair que la pneumonie nécrosante est presque toujours une grave complication qui peut les emporter par ses allures de phtisie galopante, ou bien donner le coup de fouet à l'activité néfaste de leurs lésions antérieures.

VI. — INCIDENTS.

Pendant l'évolution de la pleuro-pneumonie nécrosante, il peut survenir une foule d'incidents plus ou moins importants et intéressants.

1° Assez fréquentes au début comme nous l'avons dit, *les hémoptysies* nous ont paru plus rares dans le cours de l'affection que dans les formes vulgaires de la phtisie chronique. Elles n'ont rien de particulier et nous n'en parlerons pas plus amplement.

Nous insisterons seulement sur trois espèces d'incidents qui sont dans une certaine mesure plus remarquables dans l'affection qui nous occupe, bien qu'on les observe également dans les tuberculoses nodulaires plus ou moins confluentes. Ils demandent à être étudiés chez les malades que la cure de repos et de grand air a désencombrés, c'est-à-dire débarrassés de toutes les manifestations locales dues au surmenage. Le foyer pleuro-pneumonique se montre alors dans toute sa pureté, avec ses limites nettes, quels que soient d'ailleurs les signes *fixes* de voisinage ou à distance fournis à l'auscultation par le ou les foyers tuberculeux préexistants.

Le foyer morbide est, si l'on veut, au repos.

2° Dans ces conditions on peut observer des *accidents congestifs* simples. Leur cause peut être à trouver parfois dans un refroidissement mais le plus souvent ils résultent d'une fatigue intempestive, d'un surmenage quelconque, et fréquemment aussi chez les femmes ils annoncent quelques jours d'avance ou accompagnent l'éclosion menstruelle. Tantôt il y a un mouvement fébrile véritable, mais de courte durée, tantôt le thermomètre s'élève seulement d'un demi-degré ou d'un degré à peine. Le malade peut être inconscient de cet incident local, mais il peut aussi accuser une sensation de courbature, de pesanteur dans la région malade. Le point de côté vrai sur place ou à distance n'est pas constant. La toux peut s'accroître également, mais bien souvent le patient n'en tient point compte, à moins que l'expectoration, devenue un peu plus liquide, ne soit vraiment plus abondante.

L'auscultation dénote assez rarement des modifications sérieuses au centre du foyer plus ou moins ramolli, mais découvre dans une étendue variable du bloc pleuro-pneumonique des bruits humides qui n'existaient point, ou des râles beaucoup plus gros que ceux qui existaient déjà. Et comme ces phénomènes d'humidité du foyer portent en général autant sur la plaque pleurétique que sur la pneumonie sous-jacente, il en résulte des signes physiques souvent bien remarquables. Les bruits caverneux prennent une intensité qu'on ne leur connaissait point, et les bruits simplement cavernuleux deviennent franchement cavitaires. On dirait qu'une lame vibrante, qu'une membrane de renforcement ont été interposées entre l'oreille et le foyer de production de ces bruits.

Il arrive encore dans les mêmes circonstances que les bruits caverneux que l'on connaissait limités à tel endroit sur une étendue donnée s'entendent à présent sur une étendue double et triple. Cet accroissement de l'aire de résonance paraît dû à l'existence de lames pleurétiques relativement desséchées à l'ordinaire et qui deviennent d'excellents conducteurs du son lorsque les phénomènes congestifs les atteignent.

Ces phénomènes d'auscultation sont des plus remarquables chez certaines femmes atteintes de pleuro-pneumonie nécrosante, qui à peu près tous les mois, en plus ou en moins, subissent des attaques *congestives* du côté de la poitrine, soit quelques jours avant, soit pendant leur époque menstruelle.

Ces accidents congestifs sont en général de peu de durée. Il va sans dire qu'en toute circonstance ils peuvent s'accompagner d'une émission sanguine variable, sous forme de crachats briquetés au réveil, ou d'hémoptysie véritable, généralement bénigne. C'est avec les congestions menstruelles que l'on observe le plus souvent ces derniers incidents.

A côté de ces accidents congestifs simples, il en existe d'autres, que nous décrirons plus loin avec les crises de suppuration éliminatrice dont ils ne sont en réalité que le contre-coup de voisinage.

On ne saurait trop insister sur l'importance qu'ont ces phénomènes passagers d'auscultation pour le diagnostic des lésions pulmonaires chez les tuberculeux que l'on voit pour la première fois. La plupart du temps ce sont des malades debout, ambulants, vivant comme tout le monde, et trop souvent soumis à un surmenage permanent. Dans ces conditions, nous l'avons déjà dit[1], les patients ont toujours, comme état général et comme état local, l'air beaucoup plus malades qu'ils ne le sont en réalité. Le surmenage entretient partout des lésions d'encombrement qui compliquent singulièrement leurs lésions tuberculeuses essentielles, modifiant leur étendue et leurs caractères, et les rendant au besoin méconnaissables. Tout cela résulte en somme d'un état congestif permanent.

Bien souvent en examinant pour la première fois un pleuro-pneumonique surmené, on trouve les signes classiques d'une franche excavation pulmonaire. Après 3 ou 4 jours de repos au lit, on ne trouve plus que des symptômes cavernu-

---

1. *Traitement rationnel de la phtisie,* 2ᵉ édit., p. 155.

leux, et au besoin même que les signes d'un
foyer de ramollissement vulgaire.

Ou bien encore on est tout émerveillé de trouver limités à un foyer très circonscrit des signes
cavitaires qui quelques jours auparavant occu-
paient une aire trois ou quatre fois plus considérable. Assurément le foyer producteur des bruits
cavitaires n'a guère changé en quelques jours,
mais ce qui s'est modifié c'est l'appareil vibrant,
c'est l'organe de transmission et de renforcement
de ces bruits.

Les exemples de ce genre fourmillent dans la
clinique des tuberculeux, et ils ne sauraient être
trop présents à l'esprit du médecin qui est appelé
à porter un diagnostic et un pronostic plus ou
moins extemporanés.

A propos des phénomènes de surmenage et de
congestion passagère chez les tuberculeux, il nous
paraît utile d'insister sur une particularité remarquable que présentent assez souvent ces deux variétés d'incidents pathologiques.

Étant donné qu'un tuberculeux a des lésions
bilatérales, la congestion passagère ou la congestion d'encombrement habituel se porte maintes
fois au maximum sur le poumon le moins atteint,
ledit poumon pouvant à la rigueur ne présenter
que des choses insignifiantes à l'état de repos.

Chez des phtisiques à simples lésions nodulaires bilatérales des sommets, ils nous est arrivé
plusieurs fois, tout prévenu que nous soyons de

pareille cause d'erreur, de porter un diagnostic absolument faux pour ce qui concernait le côté le plus atteint. Après quelques jours de repos au grand air les choses se remettaient en place, et l'on constatait que le poumon le moins touché par la tuberculose était celui justement qui, à l'arrivée du malade, présentait les lésions les plus étendues et les plus graves *en apparence*.

Au point de vue des pleuro-pneumoniques, cette erreur d'interprétation n'est plus guère de circonstance à un premier examen, parce que les symptômes franchement caverneux ou simplement pneumoniques ont, en principe, toujours le pas sur les signes de la tuberculose disséminée.

Toutefois nous aurons l'occasion de rapporter ailleurs des faits remarquables dans lesquels, étant donnée une affection bilatérale des sommets, pleuro-pneumonique d'un côté et disséminée de l'autre, c'était à un premier examen pratiqué en état de surmenage, les symptômes pseudo-caverneux de la lésion disséminée qui l'emportaient en intensité sur les symptômes caverneux vrais de la lésion pneumonique.

Les congestions accidentelles, surtout celles de la période menstruelle, les plus fréquemment observées chez les malades à la cure hygiénique, frappent parfois le côté de la poitrine le moins touché par la tuberculose. C'est un fait intéressant à mettre à côté des précédents, avec quelques typiques exemples à l'appui.

Voici une jeune fille qui depuis longtemps porte une infiltration tuberculeuse du sommet gauche, lésion demi-scléreuse, avec petit foyer de ramollissement et pleurésie sèche étendue en avant et en arrière. Le sommet droit a été touché très superficiellement, et ne donne à l'état ordinaire que quelques craquements insignifiants.

Or chaque fois que la période menstruelle provoque des réactions pulmonaires, c'est le sommet droit qui supporte au maximum l'ictus congestif. A tel point que les râles humides et l'infiltration pleurale y donnent lieu pour deux ou trois jours à des phénomènes pseudo-caverneux remarquables.

Ici c'est une jeune personne qui présente une pleuro-pneumonie nécrosante à chaque sommet. Celle de gauche, plus vieille, déjà très caverneuse, sous la clavicule ; celle de droite dans la fosse sus-épineuse, récente, avec seulement quelques craquements de désagrégation à son centre. Les lésions étant au repos, avec apyrexie parfaite, survient une crise menstruelle fébrile. C'est la pneumonie droite qui en 24 heures double l'intensité de ses symptômes et devient douloureuse, pendant que le foyer de gauche reste au calme absolu.

Voici encore une jeune fille gravement atteinte sur tout le poumon droit avec une caverne au sommet. A gauche lésion très insignifiante. Or, à la plupart des époques menstruelles, c'est le sommet gauche qui devient douloureux et se congestionne de façon intense.

Nous pourrions multiplier les exemples de ce genre, car ils sont aussi fréquents que variés chez les femmes phtisiques. Ils constituent des bizarreries au moins apparentes dont nous ne chercherons pas l'interprétation. Mais ces incidents n'en sont pas moins utiles à connaître pour le praticien, au point de vue du diagnostic et du pronostic de la phtisie surtout dans le sexe féminin. Combien de malades en effet se considèrent, et sont considérées comme touchées d'un seul côté, chez lesquelles l'approche des règles avec ses congestions pulmonaires vient démontrer péremptoirement que l'autre côté est atteint également, même lorsqu'il paraît intact pendant la période intermenstruelle !

3° Nous venons de voir que les attaques congestives pouvaient frapper la coque pleurale de la pleuro-pneumonie, tout aussi bien que le bloc pneumonique lui-même, donnant ainsi lieu à ces phénomènes d'anche vibrante et de renforcement des bruits sous-jacents. Il peut arriver que l'élément pleural de la pleuro-pneumonie fasse à lui seul les frais d'un incident remarquable, soit une *pleurésie à épanchement particulier.*

Un pleuro-pneumonique au repos, peu ou prou fébrile, subit un refroidissement, ou supporte la fatigue d'un voyage, ou encore se surmène pour un motif quelconque ; sa température s'élève, il sent sa lésion qu'il ne sentait pas d'ordinaire. Il y a même parfois un point de côté véritable sur place ou à distance. L'examen local fait voir que les vibrations thoraciques sont abolies ou pour le moins très diminuées dans l'aire de la pleuro-pneumonie, là même où la veille ou l'avant-veille elles étaient exagérées. A l'auscultation le souffle a pris le caractère pleurétique, d'autant plus pleurétique qu'on s'éloigne du foyer central. La bronchophonie est devenue chevrotante.

En somme tous signes d'une pleurésie vulgaire. Mais c'est une pleurésie en lame, à liquide fixé, non mobile, couvrant exactement l'aire du foyer pleuro-pneumonique, ou paraissant le dépasser fort peu.

En deux ou trois jours le liquide se résorbe, et les signes locaux reviennent à l'état antérieur.

Pendant la rapide évolution de cet intermède, rien en général ne s'est modifié dans la lésion profonde. Mais tant que le liquide gonfle les aréoles de cette pleurésie membraneuse, on observe naturellement le renforcement de tous les bruits adventices sous-jacents, l'étendue anormale de ces bruits, et l'amplification des signes caverneux qui pouvaient exister. Nous n'avons jamais observé que la couche de liquide fût assez épaisse pour amoindrir les phénomènes sous-jacents.

Cet incident pleural est des plus intéressants, car il nous paraît démontrer que la pneumonie est vraiment recouverte d'une pleurésie membraneuse dans toute son étendue et que l'affection, avec ses apparences cliniques, mérite bien l'éti-quette de pleuro-pneumonique.

4° Les *crises de suppuration éliminatrice* méritent une notion spéciale.

Nous avons déjà dit quelques mots de l'établis-sement de la suppuration dans les pleuro-pneu-monies caractérisées pendant un temps variable par les signes purs et simples d'un bloc soufflant. Un beau jour le thermomètre s'élève, et rapide-ment on découvre à l'auscultation, au centre du foyer, des craquements xyloïdiens, bientôt suivis d'une expectoration de fragments purulents.

Il est probable que bien souvent l'élimination des premières parties nécrosées se fait d'après ce mode plus ou moins bénin de suppuration.

Lorsque l'élimination se fait régulièrement, sans incidents nouveaux, la fièvre se maintient, bénigne, quelquefois avec une température ma-tinale quasi normale. L'expectoration augmente peu à peu, les blocs purulents déchiquetés devien-nent des crachats amygdaliens, bursiformes. Cette élimination lente dure des semaines, des mois, avec alternances d'accroissement et de diminu-tion qui, parallèlement observées avec les séries thermométriques, constituent de véritables crises suppuratives séparées par des intermèdes de repos relatif de la lésion.

Les malades eux-mêmes n'ont guère conscience le plus souvent de ces périodes d'activité et de pause de leur foyer suppurant, mais le médecin s'en rend fort bien compte en considérant les taux et qualité de l'expectoration journalière et la courbe des températures matinales et vespérales.

Un beau jour enfin, la température vespérale s'abaisse et reste définitivement ou au moins pour un temps assez long à un degré bien inférieur. Le malade qui tous les soirs avait 37°,5 environ n'a plus que 36°,9. — C'est le signe extérieur le plus précis indiquant que le plus fort de l'élimination des parties nécrosées est effectué. Et en effet les jours suivants on voit se modifier l'expectoration et comme qualité et comme nombre de crachats. C'est presque un signe de convalescence pour la pneumonie nécrosante qui doit guérir.

5° Mais à cette modalité de suppuration progressive, lente, à alternatives variées, se surajoutent souvent des crises plus ou moins aiguës, d'apparence bénigne ou plus sévère.

Nous avons déjà décrit [1] la crise commune de suppuration éliminatrice qu'on observe souvent dans la tuberculose chronique à nodules disséminés ou plus ou moins confluents. Dans les pleuropneumonies nécrosantes, on l'observe couramment, c'est la forme habituelle de la *fièvre de nettoyage*.

Le malade est plus ou moins au repos de sa lésion. A un moment quelconque, sans aucun mo-

---

1. *Traitement rationnel de la phtisie*, 2ᵉ édit., p. 200.

tif apparent, le malaise fébrile éclate, le thermomètre s'élève soit brusquement, soit en 12 ou 24 heures, avec ou sans sensations thoraciques, la toux augmente, les crachats deviennent plus nombreux, plus gros, souvent plus liquéfiés, s'étalant à la surface de l'eau. Cette expectoration persiste dans le jour, alors que le malade pouvait ne cracher guère que le matin, et trouble le sommeil de façon anormale. Il s'y mêle parfois du sang.

Cette crise dure quelques jours, une semaine au plus, la fièvre tombe, et tout rentre dans l'ordre comme si le malade avait opéré l'élimination d'un petit abcès. Pendant ces crises les phénomènes d'auscultation sont très variables.

Dans les fièvres de nettoyage très bénignes, c'est à peine si l'oreille perçoit au centre du foyer une modification dans le volume des craquements ou des râles habituels. A un degré de plus, le foyer, vers ses parties centrales ou plus ou moins dans toute son étendue, donne des signes d'humidité anormale.

Dans des cas plus sévères enfin les phénomènes congestifs frappent la plèvre sus-jacente et s'étendent même en dehors du foyer pneumonique.

Dans les attaques bénignes, tout cela d'ailleurs ne laisse aucune trace apparente dans le foyer, dès que le travail d'élimination est terminé, dès que la lésion se retrouve à l'état de repos. Mais lorsque les crises de suppuration sont causées par le travail d'élimination de parcelles nécrosées plus volumineuses, il peut en résulter, au moins passagèrement, sinon de façon acquise, un accroissement des signes de ramollissement plus ou moins cavitaire. Car la fièvre de nettoyage traduit un des procédés de l'accroissement en calibre des excavations pulmonaires.

Nombre de malades, sujets à cette variété d'incidents, ne se trompent jamais sur leur apparition, et, sans s'en inquiéter autrement, annoncent leur fièvre de nettoyage.

6° Mais il est une autre variété de crise suppurative qui caractérise les *éliminations massives*.

La physionomie clinique en est assez particulière. Un malade pleuro-pneumonique porte un temps variable un foyer soufflant, craquant plus ou moins, mais à expectoration déchiquetée, médiocre. Au milieu de son état légèrement fébrile, ou simplement subfébrile, surviennent sans cause apparente un frisson vague ou accentué, une élévation brusque de température, 39°, 39°,5, qui dure 12, 24, 36 heures, avec rémission matinale, et tout disparaît pour faire place à l'état antérieur ; mais il persiste une toux sèche, quinteuse, nerveuse, agaçante, n'amenant aucune expectoration nouvelle. A l'auscultation les craquements secs ou humides sont plus éclatants, et le foyer morbide devient plus sensible spontanément et à la pression. Tout rentre dans l'ordre, à part la toux sèche, quinteuse qui est installée définitivement et que les médicaments ont grand'-peine à calmer.

Il s'écoule plusieurs jours, une semaine, et subitement l'accident précédent se reproduit identique. Ce peut être le dernier, mais il peut se renouveler encore une fois. La dernière crise est l'attaque éliminatrice. Avec un malaise, un état fébrile variables, après des quintes de toux pénibles et répétées, le malade expectore enfin un, deux, trois crachats volumineux, tout à fait spéciaux. Ce sont des blocs purulents grisâtres, piquetés de noir, de consistance plus ferme que les crachats purulents les plus concrets, d'odeur et de goût souvent légèrement fétides. Les malades qui s'observent un peu ne se trompent point sur la nouveauté de ces produits d'expectoration et disent fort bien qu'ils crachent des morceaux de leur poumon. Ce en quoi ils voient assez juste.

Ces crachats spéciaux ne durent point, et sont vite remplacés par de l'expectoration purulente ordinaire plus abondante il est vrai qu'auparavant.

Le phénomène d'auscultation parallèle à ces manifestations extérieures, c'est naturellement l'apparition d'un trou au centre du foyer pneumonique, c'est la transformation subite en bruits caverneux des bruits cavernuleux qui existaient déjà.

Le phénomène subjectif le plus sensible pour le malade est la cessation subite de cette toux sèche, énervante qui pendant une série de jours et de nuits le tenait en haleine.

Il est à supposer, comme nous l'avons dit ailleurs[1], que, si la nécrose centrale du foyer pneumonique, qu'elle soit insignifiante, qu'elle soit plus massive, est l'œuvre du bacille tuberculeux, le travail d'élimination de ces parties nécrosées est dévolu aux microbes vulgaires de la suppuration. Ils entrent en scène au moment propice, et attaquent comme des pionniers le sequestre pulmonaire, jusqu'à ce qu'il soit détaché du parenchyme voisin. Il semble dans quelques cas qu'une seule attaque suffise pour provoquer l'élimination, mais que dans d'autres cas les microbes libérateurs livrent plusieurs assauts avant de dégager la partie morte.

Les crises d'élimination du tissu pulmonaire en parcelles nécrosées parfaitement reconnaissables n'ont pas fréquemment cette symptomatologie un peu brutale, bien qu'on ait à l'observer un peu atténuée chez pas mal de pneumoniques qui vident d'un seul coup leur foyer de nécrose.

Par exemple une pneumonie nécrosante encore récente offre à son centre un craquement bien limité, et donne à l'expectoration quelques débris de crachats amygdaliens. Un beau jour, avec un malaise fébrile variable, l'expectoration change subitement, les débris purulents font place à 3 ou

---

1. *Traitement rationnel de la phtisie*, 2e édit., 1900, p. 208.

4 blocs bursiformes gros comme des noisettes, durs, élastiques, de couleur gris verdâtre un peu sale, et se continue ainsi désormais, pendant que la crise fébrile tombe et que l'auscultation révèle le foyer plus ou moins cavernuleux au centre du bloc pneumonique. Il n'y a point de doute à garder sur la valeur de cet incident. C'est une élimination de tissu pulmonaire nécrosé, qui s'est faite de façon plus calme que dans le cas précédent, parce que le bloc à expulser était moins volumineux vraisemblablement. Incident qui peut d'ailleurs se reproduire ultérieurement, et que le médecin reconnaît facilement.

Plus tard, chez les pneumoniques qui ont fait une excavation pulmonaire plus ou moins vaste, ces crises d'élimination de tissu mortifié du poumon sont fréquentes. Mais ce genre d'incident n'appartient plus en propre à la pneumonie nécrosante et ressortit au chapitre des crises de suppuration éliminatrice chez les phtisiques en général.

VII. — FORMES SUIVANT LE SIÈGE.

Nous avons vu que théoriquement on pouvait distinguer plusieurs formes de pleuro-pneumonie nécrosante, suivant la localisation du foyer morbide.

Toute l'histoire générale que nous venons de tracer s'applique assurément à ces diverses formes et nous n'insisterons que sur quelques-unes en particulier.

1° *Pleuro-pneumonies du lobe supérieur.* — C'est la localisation la plus fréquente, c'est pour ainsi dire le type de l'affection. La lésion semble y avoir une configuration plus ou moins conique

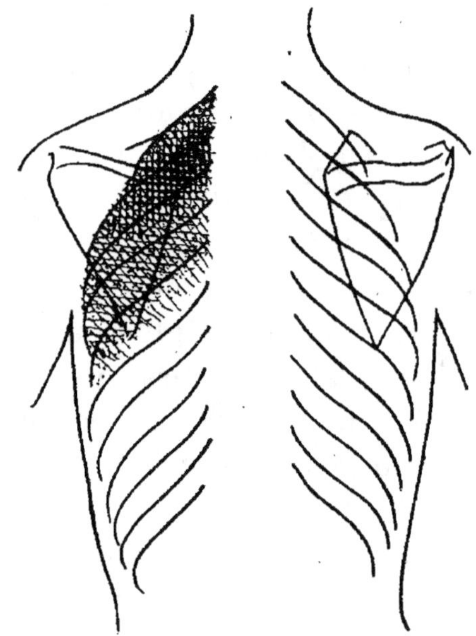

FIG. 1.

dont la base est à la plèvre sus ou sous-épineuse, sous-claviculaire ou sous-acromiale, et dont le sommet est dirigé vers les ramifications bronchiques, c'est-à-dire vers la partie interne et profonde du lobe supérieur.

Nous laissons de côté avec intention la locali-

sation sur la plèvre qui sépare ce lobe du médiastin supérieur.

La particularité qu'on observe assez fréquemment dans les pleuro-pneumonies à base postérieure est la suivante, que représentent les figures

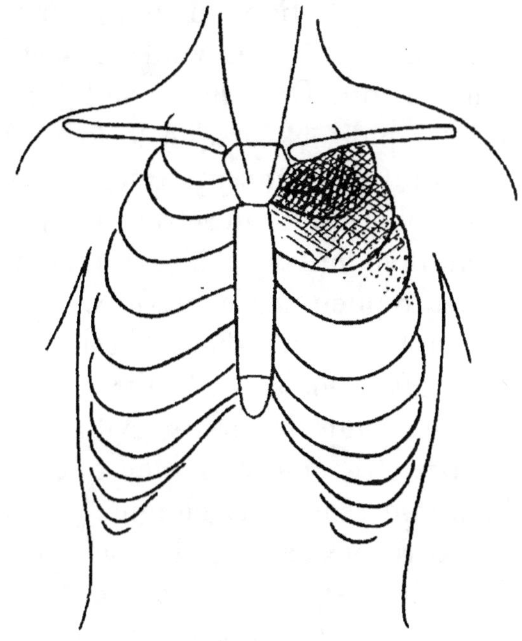

FIG. 2.

1 et 2. — Pendant la première période de l'affection, c'est en arrière, sous la plaque pleurale
qu'on entend le souffle, les craquements et les
signes cavernuleux. Mais quand l'élimination
nécrotique s'accentue, c'est souvent en avant qu'on
voit apparaître les plus grands signes cavitaires,

SABOURIN.   7

si passagers qu'ils soient. Il paraît vraisemblable que, si le foyer pneumonique a une base postérieure et un sommet dirigé vers le hile du lobe supérieur, le ramollissement principal se faisant vers ce sommet doit être plus perceptible en avant dans la région sous-claviculaire, beaucoup plus accessible à l'auscultation, surtout quand le tissu pulmonaire plus ou moins condensé sert d'organe conducteur du son. Dans le cas de la figure 1, la guérison fut rapide, et lorsque le foyer morbide entra en résolution, à mesure que se dégageaient les zones périphériques, on retrouva l'épine tuberculeuse primitive tout à fait au sommet en arrière.

2° La pleuro-pneumonie *sous-acromiale* possède tous les symptômes réguliers qui la font facilement reconnaître, mais ses bruits sont au maximum tout en haut du creux axillaire. C'est là qu'ils doivent être cherchés bien que leur foyer de production en soit assez éloigné.

3° La pleuro-pneumonie du *sommet* véritable mérite ce nom lorsqu'elle est de petit volume, et que son foyer central est franchement sus-épineux, car autrement elle se confond avec les précédentes. Nous l'avons observée surtout dans la moitié interne, en opposition avec la localisation sous-acromiale.

4° Les formes *sous-claviculaires* sont plus fréquentes. En général le foyer central est déjeté à la partie interne vers le sternum, plutôt que médian par rapport à la clavicule. La base de la lésion est ici très superficielle, vu la minceur habituelle des tissus extérieurs, aussi est-il facile d'étudier à fond tous les phénomènes d'auscultation.

C'est également dans ces circonstances qu'on découvre le mieux les rapports de voisinage entre la pleuro-pneumonie, accident deuthéropathique, et l'épine tuberculeuse primitive qui siège le plus souvent tout à fait au sommet dans l'espace sus-épineux.

Les pneumonies nécrosantes de la région antérieure s'accompagnent en général de condensation au moins passagère du parenchyme voisin, et d'exsudat très étendu de la plèvre sus-jacente dont l'ensemble constitue un appareil de renforcement et de propagation des bruits pulmonaires. De sorte que le moindre foyer pneumonique sous-claviculaire en désagrégation peut donner lieu à des signes caverneux très étendus, descendant amplement jusqu'au mamelon. Aussi est-il prudent de ne se prononcer sur la valeur d'un foyer cavitaire de cette région qu'après quelques jours de repos parfait du malade à la cure d'air.

5° La localisation dans *le lobe inférieur*, le foyer pleuro-pneumonique étant nettement isolé de la zone scissurale est assez rare. Nous n'en relevons que 10 cas. Tantôt la lésion est franchement postérieure (fig. 3), tantôt plus latérale, tantôt presque axillaire. Nous l'avons vue occuper sous forme d'un triangle l'angle vertébro-diaphragmatique.

Mais les pleuro-pneumonies du lobe inférieur juxta-scissurales sont plus communes. Étant donnée l'obliquité d'arrière en avant et de haut en bas de la grande scissure des deux poumons, le diagnostic peut-être, au moins les premiers

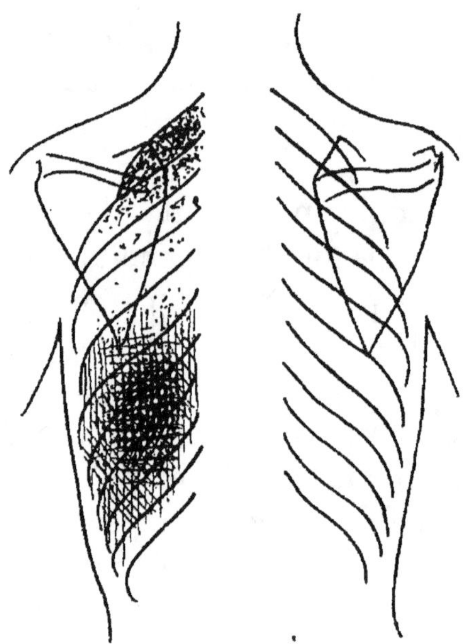

Fig. 3.

temps de l'affection, hésitant entre un foyer pneumonique périphérique des régions supérieures du lobe inférieur, et un foyer pneumonique qui serait en profondeur appliqué contre la scissure inter-lobaire. Nous indiquerons plus loin sommairement les caractères qui permettent en général de distinguer ces deux localisations, quand nous parlerons des pneumonies nécrosantes profondes ou mieux intraparenchymateuses.

6° Nous avons observé deux pleuro-pneumonies dans la *région du mamelon*. L'une d'elles (fig. 4) avait été prise au début pour une pleurésie

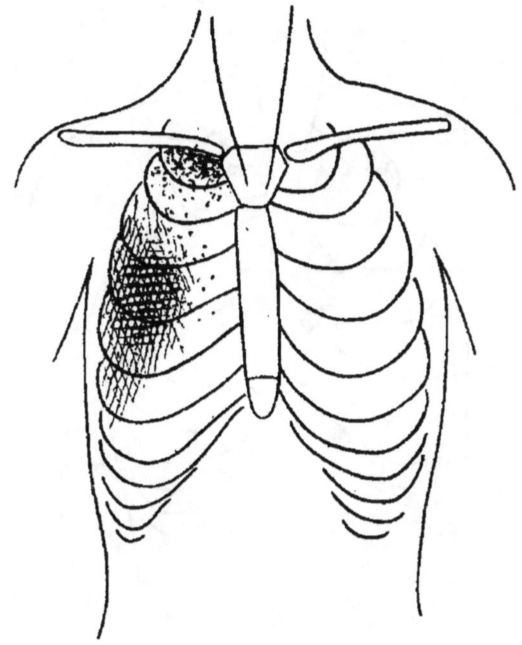

Fig. 4.

localisée et avait subi une ponction blanche. Dès que la désagrégation centrale parut, les signes cavitaires y furent remarquables, malgré la bénignité de l'expectoration. Les deux malades guérirent d'ailleurs fort bien leur pleuro-pneumonie en quelques mois de cure d'air.

7° Il est assez naturel d'appeler *médiastines* les pleuro-pneumonies paraissant avoir leur base à la plèvre qui regarde le médiastin. Nous en avons observé 11 cas à peu près tous calqués sur le même type. Chez des sujets présentant de la

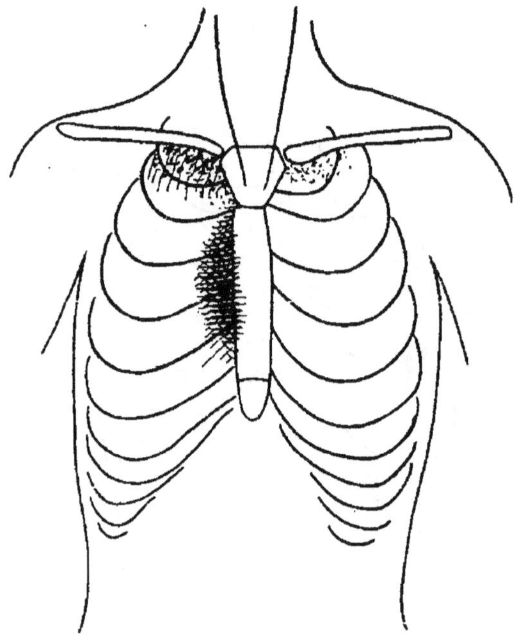

Fig. 5.

tuberculose assez bénigne du sommet droit par exemple, ou même des deux sommets, on découvre sur le bord du sternum un foyer soufflant, craquant, plus ou moins cavernuleux ou caverneux (fig. 5).

Ces pleuro-pneumonies médiastines ne s'accompagnent d'ailleurs d'aucun phénomène particulier et semblent ne se distinguer que par leur localisation. Notons toutefois que, lorsque le foyer est de petit volume et situé assez bas, il peut passer inaperçu à une auscultation assez superficielle. Il arrive aussi que, grâce aux phénomènes pleurétiques de voisinage, les bruits du foyer, craquements xyloïdiens ou même caverneux s'entendent en arrière en un point symétrique le long de la colonne vertébrale, et peuvent donner l'illusion d'une caverne dorsale, alors que le foyer cavitaire est simplement antérieur derrière le bord du sternum. Mais à mesure que les lésions de voisinage disparaissent par la cure de repos, à mesure que le foyer pneumonique lui-même s'améliore, on voit tous les bruits de retentissement postérieur s'évanouir et les symptômes cavitaires se concentrer dans le foyer juxta-sternal.

A l'opposé de ces faits de pneumonie nécrosante à foyer antérieur juxta-sternal, on observe des faits totalement inverses, c'est-à-dire que le foyer pleuro-pneumonique est en arrière, profondément logé dans la gouttière vertébrale, et, par extension sur la plèvre médiastine, transmet ses bruits au point antérieur correspondant, vers le bord du sternum. Dans certains cas de ce genre, ces bruits de propagation, très nets pendant quelques jours, ont disparu avec les phénomènes de surmenage que présentait le poumon à l'arrivée du malade.

Ces faits doivent être présents à l'esprit afin qu'on ne prenne pas pour un foyer médiastinique antérieur de simples bruits de propagation.

Nous devons faire remarquer que sur nos 11 foyers pneumoniques médiastiniques, 10 siégeaient à droite. C'est assurément ce qu'on appelle

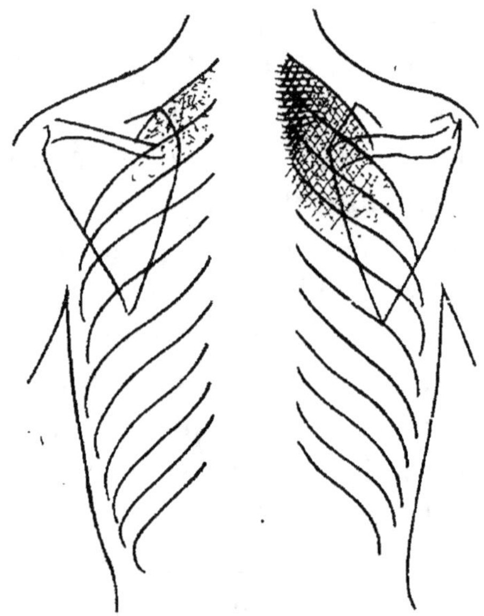

Fig. 6.

une série, car il n'y a pas de raison péremptoire pour qu'il n'en existe pas plus que cela du côté gauche. Toutefois, si l'on se reporte à l'anatomie topographique du thorax, il appert qu'en théorie le lobe supérieur du poumon droit à une importance régionale autrement grande que le lobe supérieur du poumon gauche. Le cul-de-sac vertical antérieur de la plèvre droite s'enfonce en effet derrière le sternum et parfois même dépasse le bord gauche de cet os. Il est donc vraiment rétro-sternal, et la lamelle pulmonaire s'y insinue profondément. Le cul-de-sac vertical de la plèvre gauche au contraire s'engage à peine derrière le

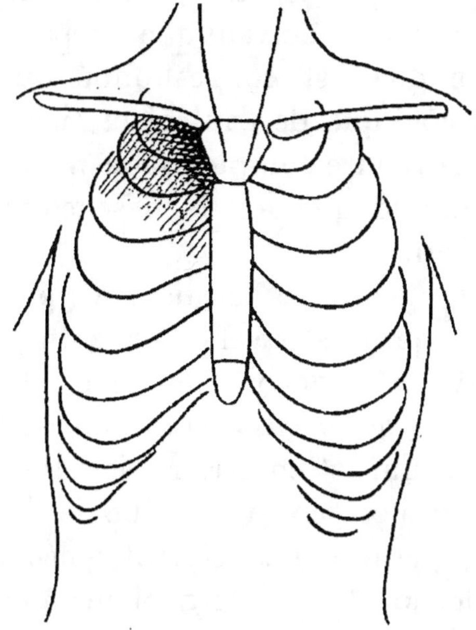

Fig. 7.

sternum, et c'est à peine aussi si la lamelle pulmonaire, échancrée plus haut et déjetée en dehors par le cœur, s'insinue dans le cul-de-sac.

Il résulte encore de cette disposition anatomique que dans les foyers pneumoniques médiastiniques du côté droit, les bruits d'auscultation semblent sortir de derrière le sternum.

La pneumonie nécrosante se loge assez souvent à la face interne du lobe supérieur, méritant alors le nom de *pneumonie médiastinique supérieure*. Lorsque le foyer est volumineux il donne à la fois des symptômes sous-claviculaires et sus-épineux (fig. 6 et 7). Lorsque le foyer est de petit volume, les symptômes maximum émergent en avant ou en arrière, suivant que le parenchyme péripneumonique est congestionné ou induré plutôt d'un côté que de l'autre, et bien souvent on ne peut se rendre compte exactement du siège de la pneumonie qu'après le désencombrement du tissu voisin.

8° Il existe encore des localisations pleuro-pulmonaires plus profondes vers *le hile* du poumon, qui donnent, on le conçoit facilement, des signes d'auscultation *permanents* à la fois en avant sur le bord du sternum et en arrière vers la colonne vertébrale. Si l'on considère que le hile n'est autre chose que le point de confluence des scissures interlobaires, les foyers pleuro-pneumoniques qui s'y logent peuvent à la rigueur rentrer dans le groupe des pneumonies scissurales, à cause de leur retentissement sur les feuillets pleuraux qui rayonnent du hile. Et suivant qu'un foyer tuberculeux logé sous la plèvre dans le voisinage du hile donnera lieu à des propagations de pleurite sur telle ou telle lame pleurale interlobaire ou médiastine, il pourra en résulter des phénomènes d'auscultation fort différents, et aussi une

grande difficulté d'interprétation de ces phénomènes. Nous reviendrons ailleurs sur ce sujet en
faisant l'histoire clinique des pneumonies nécrosantes juxta-scissurales.

L'histoire des tuberculoses juxta-médiastini-
ques, depuis les simples plaques sèches qui en-
capsulent la face interne des lobes supérieurs,
jusqu'aux foyers pneumoniques véritables plus
profondément situés, mériterait d'ailleurs une
description particulière.

9° Nous avons dit plus haut que, théoriquement, on pouvait admettre la *localisation profonde*, purement parenchymateuse, de l'affection
qui produit la pneumonie nécrosante, mais alors
naturellement sans pleurésie concomitante. Malgré l'absence de contrôle anatomique nous pensons bien avoir observé plusieurs fois cette localisation spéciale. Trois de ces cas concernent des
lésions vieilles dont nous avons suivi jour par jour
la rétrocession vers les parties profondes d'un lobe
pulmonaire, en plein dans ce lobe, en dehors de
toute connexité apparente avec les scissures. Nous
aurons l'occasion de les rapporter dans un travail
ultérieur.

Dans plusieurs autres cas, plus probants encore, il s'agissait des lésions *jeunes* que nous avons
suivies dans toute leur évolution. Nous en rap-
porterons un seul pour l'instant.

OBSERVATION. — Jeune homme de constitution
lymphatico-sanguine (?), touché par la tubercu-

lose il y a cinq mois, sans fièvre notable, bien que toussant et expectorant de plus en plus. Il continue ses études malgré cela. Il y a un mois il est pris de point de côté à droite, s'arrête à la maison, puis garde le lit ou la chambre, fébrile, sans appétit, maigrissant. Les hémoptysies surviennent, continuelles pendant trois semaines. On le traita dès le début de cette crise pour de la pleurésie sèche.

Il vient au sanatorium, et l'examen de la poitrine fait voir (fig. 8) : Poumon gauche intact. A droite et en arrière, matité relative partout. Matité complète à la partie moyenne, diminuant par en haut et par en bas. Vibrations modérément accrues dans la région mate. Respiration plus rude qu'à gauche, sans souffle remarquable. Bronchophonie vague partout, plus nette à la partie moyenne. Du haut en bas râles humides et frottements, ne prenant un caractère spécial qu'au centre de la matité. Là, sur un point limité, hors de la colonne vertébrale, il y a un foyer de bruits xyloïdiens, un peu xylophoniques à la toux, mais très nettement éloignés de l'oreille. Dans certaines secousses de toux ils prennent un timbre cavernuleux, mais lointain.

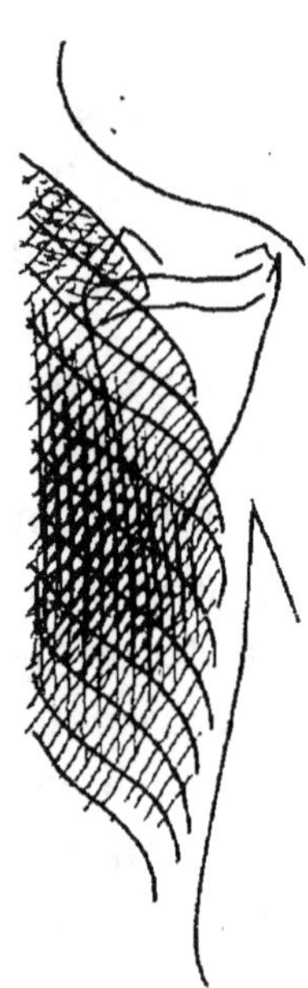

Fig. 8.

Aucun signe de déplissement pleural superficiel.

A droite en avant, matité modérée sous la clavicule, avec un liséré de râles humides. Plus bas en dehors et au-dessous du mamelon, frottements pleuraux.

Expectoration abondante de crachats bursiformes, tous hémorragiques. Température $37°,5$ le matin, et $38°,5$ le soir. Urines boueuses.

Quelques jours de repos absolu au lit et de régime lacté modéré ramènent le thermomètre à $37°$ le matin, et $37°,5$ le soir, puis à la normale matinale. Les urines deviennent citrines. Le sang disparaît des crachats, l'état général redevient très satisfaisant. Le sixième jour l'examen de la poitrine donne les résultats suivants

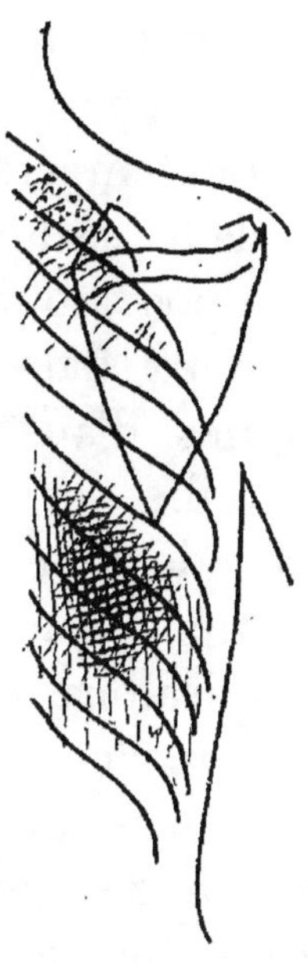

Fig. 9.

(fig. 9). En avant, submatité et quelques craquements.

En arrière. Au sommet quelques craquements. A la base obscurité respiratoire, sans bruits anormaux. A la partie moyenne, submatité, vibrations encore un peu exagérées ; pas de souffle même lointain ; le murmure respiratoire s'entend partout, un peu rude seulement ; quelques bruits superficiels, frottements probables ; la respiration forte, et surtout la toux provoquent quelques râles à timbre vaguement xylophoniques mélangés de râles plus humides semblant venir des parties profondes ; bronchophonie insignifiante.

Les crachats sont déjà réduits au nombre de 10 à 12 par vingt-quatre heures.

La température tombe bientôt à 37° le soir, le malade se lève. Malgré que l'expectoration se compose toujours de crachats bursiformes volumineux dans la journée comme le matin, les signes d'auscultation s'éloignent rapidement de l'oreille, et il faut faire tousser fortement le malade pour provoquer un bruit de râle extrêmement vague qui vient traverser le murmure respiratoire quasi normal régnant dans toute la région dorsale.

Il n'est pas à mettre en doute que, malgré l'absence de signes apparents de ramollissement à cette époque, les crachats viennent du foyer dorsal, car *pendant ces quelques quinze jours le sommet droit s'est complètement desséché et ne donne plus aucun râle à l'auscultation.* Il y a donc là profondément, en plein lobe du poumon, sans aucun phénomène pleurétique de voisinage, séparé de l'oreille par une couche de poumon redevenu perméable, un foyer de suppuration et de désagrégation du parenchyme.

Deux mois plus tard toute expectoration avait disparu.

L'histoire des foyers intraparenchymateux de

pneumonie nécrosante, à mesure qu'elle sera
mieux établie, servira incontestablement à éclaircir la notion des cavernes intralobaires du poumon, cavernes dont la symptomatologie est souvent si particulière.

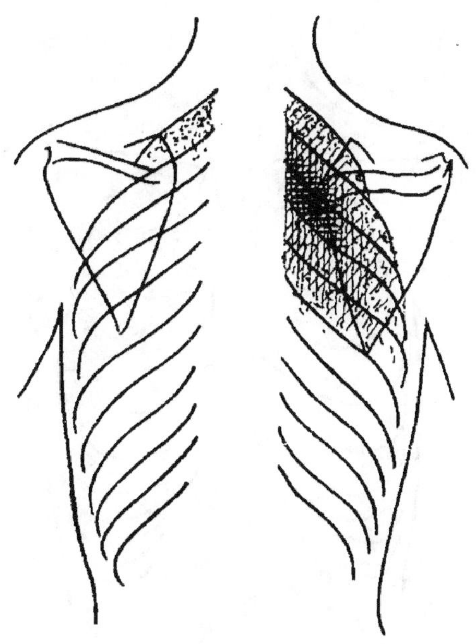

Fig. 10.

Il est bon d'ajouter que le diagnostic des pneumonies nécrosantes purement parenchymateuses
se complique singulièrement, si l'on tient compte
des pneumonies juxta-pleurales n'ayant aucune
connexité avec la plèvre sous-costale. Elles sont
en effet profondes par rapport à la cage thoracique
et par suite pour l'auscultation, mais en réalité

elles sont périphériques par rapport au tissu pulmonaire. Les plus fréquentes sont les pneumonies qui s'appliquent par leur base sur l'espace
interlobaire, et que nous décrirons bientôt sous
le nom de juxta-scissurales.

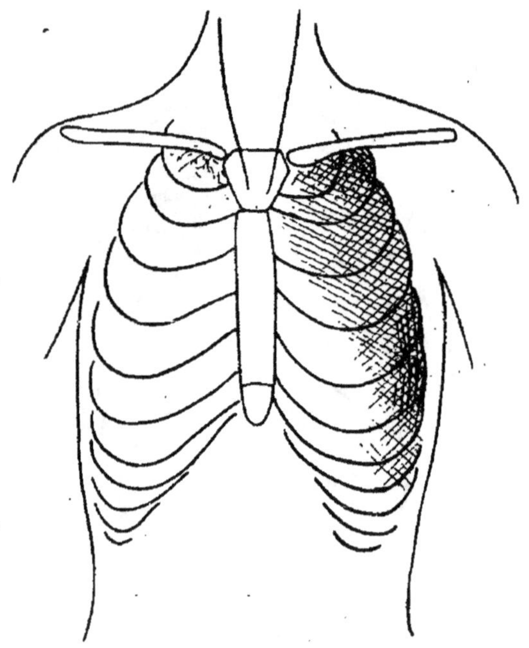

Fig. 11.

Nous verrons que si leur symptomatologie est
à première vue identique à celle des pneumonies
vraiment intraparenchymateuses, elles s'en distinguent par les phénomènes de réaction de voisinage qu'elles provoquent sur les lames pleurales
de l'interlobe pulmonaire. Mais il peut arriver que

ces réactions pleurales soient inappréciables en clinique et alors le diagnostic reste forcément incertain. En réalité, à côté de quelques observations qui ne laissent point de doute sur la localisation vraiment intraparenchymateuse du foyer

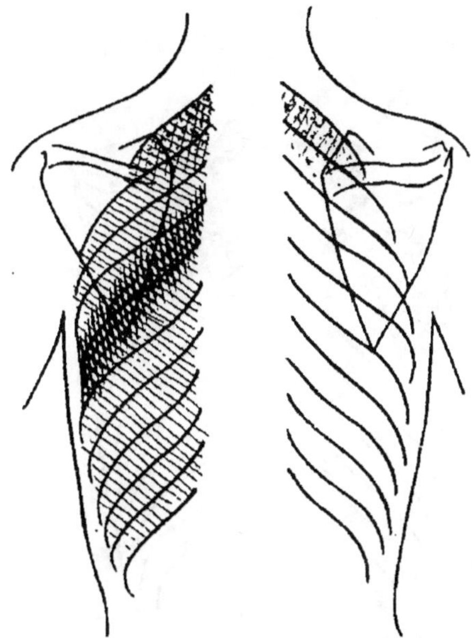

Fig. 12.

pneumonique, nous en avons beaucoup d'autres qui, bien suivies, bien discutées, doivent se rapporter à des foyers accolés profondément à l'espace interlobaire.

10° *Pleuro-pneumonies nécrosantes juxta-scissurales.* — Les scissures interlobaires au poumon, comme la scissure de Sylvius à l'encéphale, paraissent être un lieu d'élection pour les tuberculoses secondaires, si elles ne le sont guère pour les tuberculoses primitives. L'origine rachidienne de la grande scissure spécialement est fréquemment le siège des pneumonies nécrosantes, au moins en apparence, car il est probable que ces pneu-

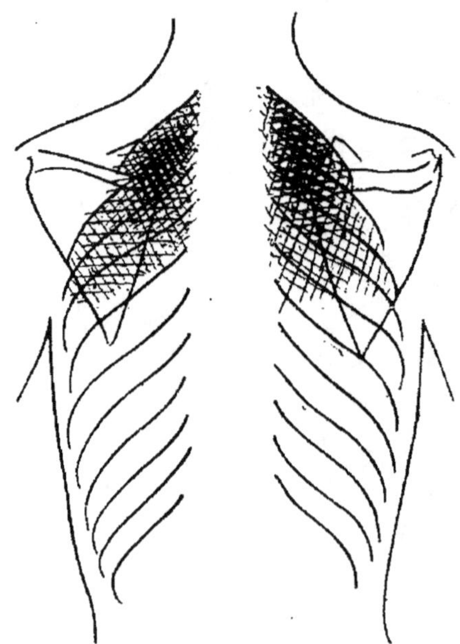

Fig. 13.

monies se logent dans le lobe supérieur ou inférieur en marge de la scissure, bien plutôt que sur elle-même. Elles sont donc à proprement parler juxta-scissurales.

Les pneumonies nécrosantes *marginales* (fig. 10) ne donnent lieu qu'à peu de réaction de voisinage sur la plèvre interlobaire. Ce sont les formes

bénignes de l'affection. Mais les pneumonies profondes, interlobaires, c'est-à-dire appliquées par
leur base sur le feuillet pleural qui limite l'interlobe, donnent lieu en général à des réactions intenses sur les feuillets pleuraux qui s'enflamment,

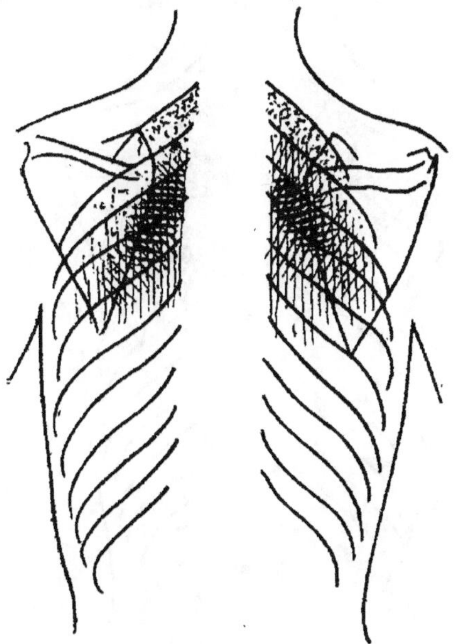

Fig. 14.

s'épaississent par pleurite membraneuse et servent d'organes de transmission et de renforcement
des bruits variés que produisent les foyers pneumoniques. Il résulte de ce fait une symptomatologie toute particulière.

Les bruits pneumoniques ou les bruits cavitaires s'entendent sur une bande formant écharpe

qui dessine à l'extérieur le trajet de la scissure interlobaire.

Les figures 11 et 12 donnent le schéma des grands signes d'auscultation dans un de ces cas. Nous nous bornerons à ces indications plus que

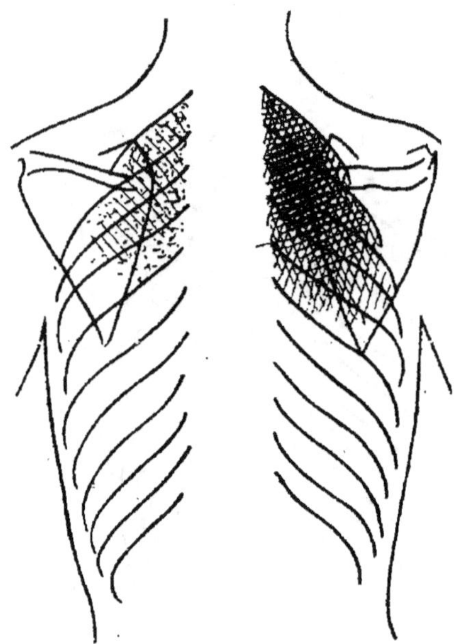

Fig. 15.

sommaires, faisant plus loin une étude plus complète des pneumonies tuberculeuses juxta-scissurales.

11° Les pneumonies nécrosantes *bilatérales* ne sont pas très rares. Tantôt elles sont à peu près symétriques en avant ou en arrière, tantôt elles alternent. La figure 13 donne le schéma de deux foyers à peu près semblables dans la moitié postérieure des lobes supérieurs. Il s'agissait de pleuro-pneumonies.

Au lieu de se loger en plein dans les lobes su-périeurs, elles peuvent être symétriquement juxta-scissurales (fig. 14).

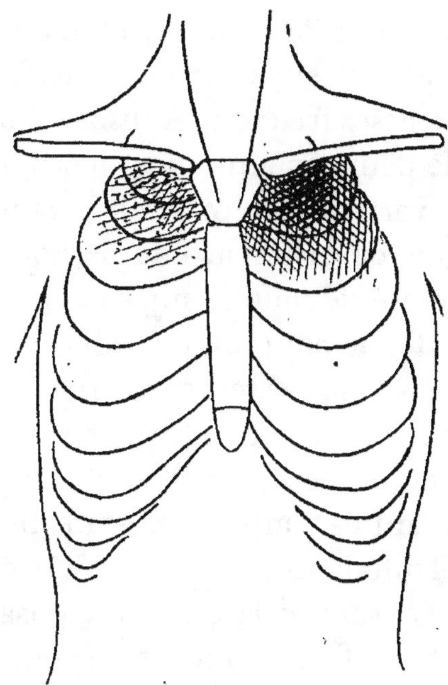

Fig. 16.

Enfin les schémas (15 et 16) représentent la localisation de deux pleuro-pneumonies nécro-santes, l'une en arrière du sommet droit, l'autre en avant du sommet gauche.

Ces pneumonies bilatérales, qui forment un type clinique un peu particulier, n'offrent en géné-ral rien de spécial dans leurs symptômes respectifs. Comme nous l'avons déjà dit, elles semblent dans certains cas débuter en même temps. D'autres fois, la première est déjà avancée dans son évolution quand éclate la seconde.

D'une façon générale le pronostic s'aggrave de la présence de deux pneumonies, mais la guérison s'observe parfaitement, même à un stade avancé, quand le sujet est de taille à soutenir la lutte. Il est assez fréquent d'observer des malades porteurs de deux pneumonies nécrosantes, l'une déjà très caverneuse à droite ou à gauche, l'autre encore jeune, cavernuleuse ou pseudo-caverneuse du côté opposé. Quand le sujet est assez résistant pour remonter le courant, on voit après un peu de cure de repos le foyer récent s'arrêter net dans son évolution cavitaire, reprendre les signes d'auscultation des pneumonies qui débutent, et guérir totalement. Pendant ce temps la caverne de l'autre côté s'améliore lentement comme si c'eût été la lésion unique, guérissant si la chose est possible ou restant à l'état d'infirmité incurable comme il arrive trop souvent pour les excavations volumineuses.

12° Nous n'avons jamais observé de pleuropneumonie nécrosante *juxta - diaphragmatique* simplement. Cette localisation n'a rien d'invraisemblable d'ailleurs. Mais, comme nous l'avons déjà dit, il nous a été donné deux fois de suivre la pleuro-pneumonie du triangle *vertébro-diaphragmatique*.

CHAPITRE II

LES PLEURO-PNEUMONIES NÉCROSANTES SUPERFICIELLES ET LES POINTS DE COTÉ FÉBRILES

I. — LES PLEURO-PNEUMONIES NÉCROSANTES SUPERFICIELLES.

A côté de ces formes vraiment pneumoniques de la pleuro-pneumonie nécrosante, formes sévères incontestablement, on observe des quantités de formes beaucoup plus atténuées, plus bénignes, qui tantôt ne sont que des incidents passagers dans l'histoire d'une phtisie chronique, évoluent avec plus ou moins de fracas, et disparaissent rapidement sans laisser de traces au moins à l'auscultation, tantôt laissent une cicatrice pleurale pure ou pleuro-pulmonaire superficielle, susceptible d'activité intermittente qu'on pourrait qualifier de reviviscente.

Neuf fois sur dix, ces accidents se produisent à la suite d'un surmenage quelconque. Chez les malades de sanatorium il est assez fréquent de les observer presque aussitôt l'arrivée à l'établissement alors que les fatigues préalables ont mis le déséquilibre dans l'organisme des phtisiques, et que le voyage a mis le comble à ces phénomènes de surmenage.

Voici deux observations qui montreront bien l'évolution de ce genre d'incidents.

OBSERVATION. — Un malade porteur de lésions bilatérales, déjà très graves à gauche, bénignes à droite, est pris quelques jours après son arrivée, sans cause connue, de malaise fébrile. Le thermomètre ne descend pas le matin ; le soir il est à

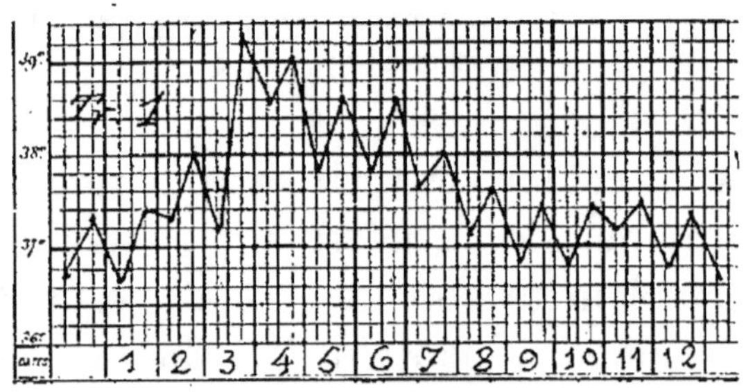

38°, le lendemain soir à 39°,2, etc. La fièvre tient 4 jours, et s'éteint par saccades le 7ᶜ jour pour reprendre son taux habituel (tracé 1).

Dès le premier soir, endolorissement scapulaire droit.

Le second jour il y a sous l'épine de l'omoplate en plein lobe supérieur une petite plaque soufflante, bronchophonique, puis des craquements secs surviennent. Le sixième jour, alors que la fièvre tombe le souffle est cavernuleux, les râles sont cavernuleux, la bronchophonie basse est presque devenue de la pectoriloquie.

Ces phénomènes durent 5 jours pendant lesquels malheureusement l'expectoration correspondant à ce foyer ne peut être étudiée, englobée qu'elle est dans la masse de crachats venant du côté opposé. Puis tout cela s'atténue et disparaît en une quinzaine de jours, sans qu'on puisse distinguer bientôt la place du foyer, au voisinage des quelques bruits anormaux indiquant que le sommet droit est touché par la tuberculose.

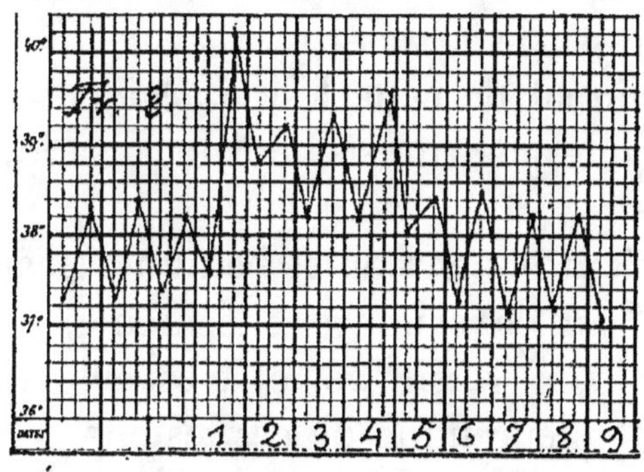

OBSERVATION. — Dans ce cas il s'agit d'une plaque scissurale proprement dite. Malade surmené antérieurement, fatigué en plus par le voyage, porteur de lésions disséminées dans les deux sommets. Quelques jours après son arrivée, alors que la fièvre permanente est régulièrement à $37°,3$-$38°,3$, le thermomètre monte un peu le matin, et saute brusquement à $40°,2$ le soir. Il se maintient entre $38°,2$ matin et $39°,5$ le soir pendant 3 autres jours, et revient au taux habituel le sixième jour de l'accident (tracé 2).

Dès le second jour la scissure postérieure droite était douloureuse spontanément et à la pression, et l'on y découvrait une plaque soufflante obliquement dirigée en bas et en dehors. Craquements humides, râles cavernuleux, bronchophonie basse complétèrent le tableau les jours suivants. En deux septénaires la suppuration paraissait éteinte au milieu du foyer, mais plusieurs mois après il était facile de retrouver la plaque pleurétique soufflante et bronchophonique sur le trajet de la scissure.

Le reliquat de cette lésion accidentelle était en somme une pleurite sèche à localisation des plus nettes.

Ces pleuro-pneumonies bénignes siègent le plus souvent sur la scissure elle-même, ou tout au moins à son voisinage, et c'est elle qui fournit l'élément pleurétique de ces lésions.

Nous en avons vu également s'installer en plein sur le lobe supérieur, soit dans la moitié rachidienne, soit dans la moitié acromiale. Il est plus rare de les observer isolées de la scissure dans les lobes inférieurs.

Nous en avons observé une à la partie déclive du lobe inférieur droit chez un malade qui venait de guérir en huit mois une pneumonie nécrosante juxta-scissurale du même poumon et qui conservait encore quelques bruits humides dans le sommet correspondant. L'incident de la base survint après une marche en plein soleil. Il se comporta d'ailleurs de façon très simple comme dans les deux cas précédents, et quelques semaines plus tard on n'en trouvait plus de traces à l'auscultation.

La physionomie de ces accidents pleuro-pneumoniques superficiels est toujours sensiblement la même, mais leur évolution ultérieure est variable.

Comme nous venons de le voir dans les observations précédentes, il en est qui suppurent à peine pendant un ou deux septénaires et disparaissent presque sans laisser de traces à l'auscultation. Mais certains de ces foyers, après une brève suppuration centrale, durent des mois à l'état de plaque plus ou moins soufflante et bronchophonique. C'est au niveau de la scissure postérieure qu'on observe le plus cette particularité. — Ces plaques, en apparence pleurales, s'allongeant obliquement en bas et en dehors à partir de la colonne vertébrale, formant parfois de véritables pleurésies *en écharpe,* ont un cachet très caractéristique.

Qu'on les observe comme reliquats de lésions aiguës dont on a suivi l'évolution ; qu'on les découvre à l'état de choses acquises chez des sujets auscultés pour la première fois, leurs caractères sont identiques. Elles sont d'ailleurs soumises à toutes les fluctuations de repos et d'activité, de sécheresse et d'humidité qui sont si fréquentes chez les tuberculeux chroniques. On les croit absolument éteintes, cicatricielles. Il suffit d'un surmenage, d'un refroidissement, d'une époque menstruelle, pour que leurs symptômes d'auscultation se transforment en 24 heures. On les connaissait à peine soufflantes, légèrement vibrantes à la voix haute et surtout à la voix basse. Elles deviennent cavernuleuses, chevrotantes, la pectoriloquie y apparaît pour deux ou trois jours, puis elles reprennent leur demi-mutisme habituel. Même chez les malades qui guérissent bien, elles restent longtemps perceptibles à l'auscultation de la voix basse. C'est le dernier stigmate de la pleuro-pneumonie qui leur a donné naissance.

Ces plaques pleuro-pneumoniques scissurales sont assez souvent bilatérales.

Dans certains cas elles semblent alterner par rapport au côté antérieurement malade. Par exemple avec une lésion tuberculeuse disséminée très manifeste du sommet droit, on découvre une plaque scissurale à gauche. Mais la tuberculose double est tellement ordinaire, que même en l'absence de signes bien caractéristiques de bacillose du sommet gauche, il faut réserver son appréciation sur les cas de ce genre. Rien ne s'oppose d'ailleurs à ce qu'un foyer pneumonique secondaire éclate à droite par exemple, chez un tuberculeux seulement touché du côté gauche.

Les pleuro-pneumonies bénignes de la région acromiale ou du sommet de l'aisselle laissent après elles, quand la suppuration y est tarie, des traces un peu particulières. Tantôt on assiste à l'évolution totale de la lésion, et, quand la guérison paraît effectuée, quand il n'y a plus depuis longtemps aucune trace d'expectoration, on constate qu'à la place de la pleuro-pneumonie, il persiste un craquement pleural bien limité, absolument sec, ne se modifiant en rien par la secousse de toux, et dont le signe d'auscultation est le bruit de *cuir neuf* qui craque, tel qu'il a été décrit par tous les auteurs. Tantôt on découvre ces craquements pleuraux comme reliquats de lésions antérieures chez les malades qui traînent leur tuberculose depuis des mois et des années. Leurs caractères sont toujours les mêmes.

Leur siège de prédilection est incontestablement la région de l'épaule.

Ils sont intéressants à bien connaître, car pendant très longtemps, on peut les voir soumis aux fluctuations de repos et d'activité, de sécheresse et d'humidité que nous avons signalées pour les plaques pleurales de la scissure postérieure.

Chez nombre de sujets, surtout des femmes, menant la vie mondaine, on peut observer pendant des années, à la suite de surmenage, des crises d'affaiblissement, d'amaigrissement, avec une toux qu'on qualifie de nerveuse, ou que l'on met sur le compte d'un rhume tenace accompagné de quelques crachats tous les matins. Cet incident se reproduit une fois, deux fois dans l'année, ou à de plus grands intervalles. De son propre mouvement ou sur le conseil du médecin on se repose, on modifie son hygiène, on soigne un

peu son estomac. La crise se termine, l'engraisse-
ment revient, et le retour de la belle santé invite
bientôt à de nouveaux surmenages.

Lorsqu'on ausculte ces malades pendant une
crise, on ne trouve généralement plus de signes
de tuberculose active dans les sommets eux-mêmes. Il y a longtemps que l'épine tuberculeuse
primitive est cicatrisée. Mais on trouve des irré-
gularités respiratoires, des froissements vagues,
de la submatité dans l'un des sommets, avec
quelques petits ganglions sus-claviculaires. Et ce
qu'on peut trouver surtout, c'est dans la région
de l'épaule un gros frottement pleural, à craquement de cuir neuf, que la toux ne modifie en rien.
Il peut s'y ajouter, le matin surtout, un râle humide, un craquement moins sec, indiquant que
sous la plaque pleurale l'humidité a touché quelques alvéoles. Les malades eux-mêmes déclarent
qu'à chacune de leurs crises ils sentent un peu
leur épaule, et bien souvent la pression du doigt
réveille la douleur locale ou tout au moins le
phénomène de défense musculaire sur le point
bruyant.

Dans les quelques crachats ou débris de crachats muco-purulents rendus par le malade, on
trouve ou on ne trouve point des bacilles. Mais
de toute façon ce qui semble bien démontrer que
les crises sont produites par le réveil de l'activité
bacillaire endormie, c'est l'instabilité thermique
des malades. Tant que dure l'incident leur ther-

momètre reste généralement trop élevé de quelques dixièmes, et si leur température à la rigueur paraît normale, il suffit de la moindre fatigue pour la dérégler.

Lorsqu'entre les crises tout est revenu au calme, l'auscultation fait découvrir encore le frottement pleural, mais sec, bref, rappelant parfois le craquement articulaire.

Ces plaques tuberculeuses de la région de l'épaule sont à rechercher chez certaines femmes de bonne santé apparente, qui, à certaines périodes de leur existence génitale, ont plus ou moins chaque mois, à l'époque de leurs règles, des accidents pulmonaires quelconques, crises de toux sèche ou petites hémoptysies qu'on est tenté de regarder comme complémentaires ou dérivatives. Elles le sont en réalité, mais grâce à l'existence de cette lésion souvent méconnue.

Ces plaques pleurales ou mieux pleuro-pneumoniques s'observent aussi, quoique plus rarement, dans d'autres régions. Nous les avons trouvées plutôt vers la ligne axillaire, mais aussi en arrière sur les lobes inférieurs des poumons.

L'avenir en est très variable. Certains malades, réfractaires à l'envahissement bacillaire en portent pendant des années, et finissent par les guérir une fois pour toutes, lorsque, dûment avertis de la nature et de la gravité réelle de leur mal, ils prennent le parti de se soigner sérieusement. Mais chez d'autres, ces plaques pleuro-pulmonaires, toujours en imminence d'activité, finissent par devenir le foyer d'une évolution tuberculeuse quelconque.

Dans certains cas on les observe multiples et de même âge à peu près sur un même sujet. Nous avons assisté à l'éclosion rapide, en quelques semaines, d'une série de foyers pleuro-pneumoniques à suppuration bénigne, chez un malade qui portait une épine tuberculeuse primitive dans le sommet du poumon correspondant. La guérison parfaite peut en être la suite. Mais nous avons vu également une phtisie galopante s'établir en quelques semaines par une éclosion analogue de foyers en apparence aussi bénins.

Il ne faudrait pas croire que les pleuro-pneumonies graves, nécrosantes que nous avons étudiées d'abord et les pleuro-pneumonies bénignes décrites en dernier lieu soient des affections disparates. Elles sont reliées entre elles par des formes intermédiaires nombreuses. Nous avons déjà parlé des pleuro-pneumonies nécrosantes qui suppuraient à peine. Il en est d'autres qui, après suppuration abondante, après une phase caverneuse des plus caractérisées, guérissent avec une rapidité étonnante, laissant à la plèvre une plaque limitée, à craquement de cuir neuf, absolument comme dans les formes bénignes que nous avons décrites en second lieu. Il en est d'autres, spécialement sur la scissure postérieure, qui n'ont jamais eu que le volume d'une noisette, qui ont fait leur trou, et persistent pendant des mois, une année même, nettement isolées, cavernuleuses, et ne donnant qu'une ou deux boulettes de pus dans la matinée.

Lorsqu'on compare et les caractères d'auscultation et l'évolution de tous ces cas à première vue assez dissemblables, on arrive à cette notion qu'il s'agit en réalité d'une affection univoque d'intensité variable.

II. — LES POINTS DE COTÉ FÉBRILES.

Ce n'est pas tout encore. On observe assez fréquemment chez les phtisiques une série d'accidents aigus, bénins, qu'on ne saurait mieux désigner, croyons-nous, que sous le nom de *points de côté fébriles*, bien que ce terme ne s'applique pas exactement à toutes leurs localisations. Ils siègent en effet un peu partout, mais sont plus fréquents incontestablement dans la zone classique des *points de côté*.

Ces incidents douloureux se montrent parfois sans cause bien évidente, mais le plus souvent encore sont le résultat d'une imprudence quelconque, et particulièrement d'une fatigue intempestive.

Leur début est brusque, marqué à la fois par la fièvre avec ou sans frisson et par la douleur sur un point donné de la poitrine. Les deux tracés, 3 et 4, montrent la courbe thermométrique dans deux cas de ce genre, l'un plus bénin, l'autre plus sévère en apparence. En peu de jours tout revient

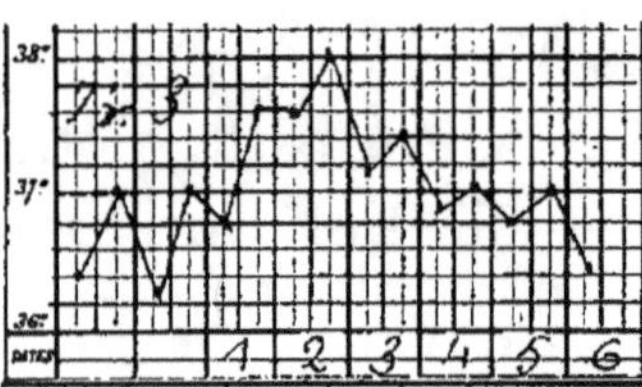

à la normale. Presque toujours les phénomènes généraux se bornent à la fièvre. C'est à peine si l'on peut tenir compte de la perte d'appétit, autant d'auto-suggestion que d'autre cause.

Le point de côté peut avoir toutes les intensités, suivant la sévérité du processus local évidemment, et suivant le nervosisme des patients. La douleur spontanée survit un peu en général à la phase fébrile.

Comme dans les vulgaires névralgies intercostales, il peut exister un ou plusieurs foyers de douleur spontanée ou provoquée par la pression. Pour chercher

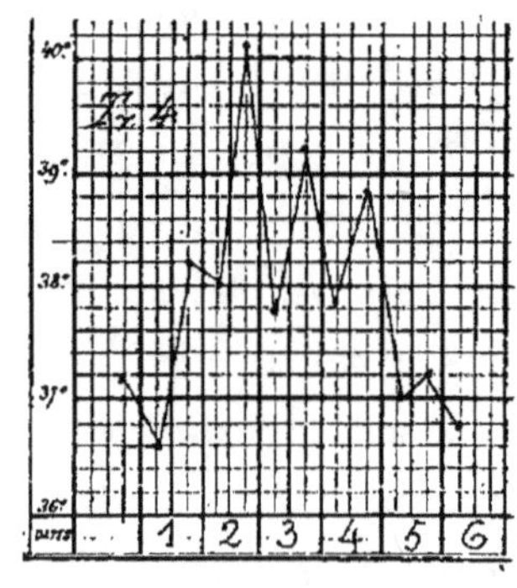

à l'auscultation le foyer morbide cause de ces désordres il ne faut pas trop se fier au siège des points douloureux. Car dans les affections aiguës limitées à la surface pleuro-pulmonaire, la douleur transmise par les nerfs intercostaux *ne sort pas* toujours au niveau de la lésion, tant s'en faut.

On observe évidemment des douleurs spontanées ou provoquées par la pression qui sont *autochtones*, en ce sens qu'en auscultant à leur niveau, on découvre le foyer morbide. Mais la plupart du temps, en présence d'un point de côté latéral ou antérieur, il faut ausculter les régions voisines de la colonne vertébrale. Il est habituel, d'ailleurs, dans ces cas de point de côté fébrile à forme intercostale que la pression du doigt promené le long du rachis provoque la douleur locale du foyer morbide que le patient lui-même n'avait point signalée.

Il est bien rare qu'il y ait là une submatité appréciable ou même une exagération des vibrations thoraciques. Le souffle franc manque bien souvent, mais la respiration peut y être plus rude quand le souffle vrai fait défaut. Les signes les plus constants sont les bruits de frottement qu'on localise plutôt à la plèvre, et les crépitations et les râles plus ou moins secs ou plus ou moins humides qu'on attribue plutôt au tissu pulmonaire sous-jacent.

Fréquemment la voix y retentit un peu, et si ce phénomène n'est pas perceptible à l'auscultation de la voix haute il suffit de la moindre humidité à la surface pleurale pour qu'il soit perceptible à l'auscultation de la voix basse.

Tous signes en somme de la congestion pleuropulmonaire localisée sur une minime surface, congestion à caractères variables de sécheresse ou d'humidité, plus ou moins douloureuse, plus ou moins sévère dans son ensemble et sa durée.

Mais ce qui est un peu particulier dans cette affection c'est qu'elle siège bien souvent sur la scissure postérieure ou sur ses bords. Et ce qui est plus particulier encore c'est que dans quelques cas, une fois le cycle fébrile accompli, elle donne lieu à des traces d'expectoration muco-purulente et même franchement purulente contenant des bacilles de Koch. Le produit de cette sorte de *catarrhe sous-pleural* s'élimine le matin en général. Pendant le court espace de temps qu'il dure, on constate à l'auscultation du foyer morbide un point vaguement soufflant où la voix, surtout la voix basse, chevrote un peu. Parfois la toux peut y éveiller un minime bruit adventice, donnant la notion d'un râle ou d'un craquement, mais c'est là un phénomène très passager.

Ces points de côté frébriles sont à étudier dans des conditions de grande pureté, chez les tuberculeux qui ne présentent des lésions bacillaires actives que dans les sommets, le reste de la poitrine étant encore indemne. Il nous a été donné deux fois de les observer avec leur expectoration bacillaire minuscule chez des sujets dont les lésions disséminées du sommet ne donnaient plus trace de *crachats apparents* depuis quelques semaines, et qui, pour raison de surmenage, avaient été pris de ladite affection. Lorsqu'il s'agit de point de côté fébrile se localisant au voisinage de lésions plus ou moins diffuses, ces petits détails d'observation sont naturellement moins nets, et il est en particulier impossible de tenir compte de l'expectoration qui se confond avec celle des foyers tuberculeux siégeant dans le reste des poumons.

En signalant ces points de côté fébriles auxquels nous assignons une pathogénie spéciale, nous ne pensons pas le moins du monde faire rentrer dans leur domaine tous les points de côté de nature congestive que peuvent présenter les tuberculeux. Mais parmi la quantité de faits de ce genre que nous avons observés, il nous a semblé qu'un grand nombre ressortissaient plus que probablement à des évolutions bénignes, plus ou moins avortées, de greffes bacillaires sous-pleurales, et qu'à ce titre, ils avaient bien des chances de répondre à la notion pathogénique des embolies tuberculeuses bronchiques. Cette espèce de point de côté fébrile est en effet un accident de fatigue, de surmenage, comme la pleuro-pneumonie nécrosante elle-même ; c'est un accident qui en clinique reproduit en très petit la forme morbide de la pleuro-pneumonie superficielle du chapitre précédent, à laquelle elle se réunit par de nombreux intermédiaires.

Nous ne faisons donc pas de difficulté de conclure que, entre ces congestions pleuro-pulmonaires superficielles, fugaces, véritables points de côté fébriles, qui semblent s'évanouir en quelques jours sans laisser de traces sérieuses, et les pleuro-pneumonies superficielles précédemment décrites, il existe vraisemblablement une série de faits intermédiaires, tout comme nous pensons avoir vu la chaîne ininterrompue entre ces pleuro-pneumonies superficielles, bénignes, et les véritables pleuro-pneumonies nécrosantes.

CHAPITRE III

NATURE DE CES AFFECTIONS

1° Voilà donc une catégorie de faits cliniques qu'on est amené à grouper en une série unique, allant en décroissance régulière depuis la symptomatologie du bloc pneumonique jusqu'à celle de la simple congestion pleurale ou vulgaire point de côté fébrile.

Il faut se demander maintenant quelle est la nature de la lésion qui produit cette série clinique.

La pneumo-pleurésie nécrosante, comme nous l'avons désignée, est-elle vraiment une *pneumonie*?

Il est clair que si l'on veut restreindre l'application du terme « pneumonie » aux lésions qui par leur anatomie pathologique, par l'ensemble de leurs symptômes et leur évolution, répètent plus ou moins correctement la pneumonie franche, cette affection sortirait notablement du cadre. Mais si l'on admet des « pneumonies » causées par des microbes divers, à évolution variable et non pas plus ou moins cyclique, il paraît logique d'appeler « pneumonie » une affection qui localement forme un bloc inflammatoire, plus ou moins fébrile, susceptible de destinées variées, depuis la résolution simple jusqu'à la fonte purulente. Cette affection peut donc en somme être appelée dans ses formes profondes, plus parenchymateuses, *la pneumonie tuberculeuse nécrosante*.

Mais si l'on considère que très vraisemblablement les *pneumonies tuberculeuses nécrosantes*, les *pleuro-pneumonies superficielles* et enfin les *points de côté fébriles* ne sont que des degrés différents de la même lésion, il devient difficile d'appliquer une désignation unique à ces trois degrés de l'affection, sans compter les intermédiaires qui les réunissent entre eux.

C'est pourquoi, bien convaincu de leur parenté étiologique, nous avons cherché à les grouper sous un nom qui mette en lumière leur intime pathogénie locale étant donné que ces lésions à tous leurs degrés sont d'origine tuberculeuse.

Or il existe une lésion de poumon qui répond tout à fait à l'ensemble symptomatique de la pneumonie nécrosante, c'est *l'infarctus*. Lorsqu'il permet la survie assez prolongée, il se comporte comme elle. C'est un bloc régional, soufflant, craquant, retentissant à la voix ; se recouvrant de suite d'une pleurésie membraneuse plus ou moins épaisse et humide, donnant lieu à une zone congestive périphérique ; capable de se résoudre peut-être ; mais capable sûrement de se nécroser, de suppurer, de se creuser par élimination fébrile, enfin de former une caverne.

La différence capitale résiderait dans ce fait que l'infarctus classique est un farcissement sanguin, d'origine vasculaire mécanique, tandis que la pneumonie nécrosante serait un farcissement pulmonaire d'origine infectieuse, bacillaire. Ce serait le résultat anatomique d'une embolie tuberculeuse, comme d'autres infarctus pulmonaires sont le résultat d'embolies infectieuses diverses.

La pneumonie franche a tout l'air d'une lésion régionale, au moins dans ses formes simples, en ce sens qu'elle se limite naturellement à un territoire lobaire quelconque. C'est-à-dire qu'elle représente le farcissement pneumonique d'un domaine glandulaire, la lésion qui en résulte étant en somme un *infarctus d'origine bronchique,* contrairement aux infarctus sanguins qui sont d'origine vasculaire.

Il paraît admis que les pneumocoques, véhiculés de l'extérieur ou plus simplement des voies respiratoires supérieures vers le poumon par l'air inspiré, et circulant à travers l'arbre bronchique, vont se fixer sur un point de l'organe mis en état de réceptivité morbide où ils trouvent un terrain favorable à leur greffe. La colonie à forme pneumonique qui en résulte a donc pour origine une embolie bronchique de nature pneumococcique. Dans ces conditions, si l'on veut bien ne pas trop se formaliser de cette expression « embolie bronchique », n'est-il pas logique d'assigner la même pathogénie à l'affection que nous étudions, quel que soit son degré? N'est-il pas logique de la considérer, elle aussi, comme le résultat d'une colonie régionale développée autour d'un embolus bronchique de nature tuberculeuse?

En dehors des caractères anatomo-pathologiques que la clinique seule nous lui fait supposer; en dehors de ses caractères cliniques eux-mêmes, qui rappellent si bien l'histoire des infarctus régionaux, il est une considération étiologique qui plaide encore en faveur de cette pathogénie. En effet, nous avons été amené à conclure que les pneumonies nécrosantes sont des affections tuberculeuses secondaires et non point primitives; qu'elles éclatent chez des tuberculeux qui se surmènent, qui malmènent, qui forcent pour ainsi dire leurs lésions pulmonaires, qui sont enfin dans des conditions pour, d'une part, favoriser la circulation intrabronchique de leurs produits bacillaires jusqu'aux ramifications plus ou moins terminales, et d'autre part mettre telle ou telle région de leur poumon en état de réceptivité pour la culture bacillaire, de la même façon que le pneumonique a mis une région de son poumon en état de réceptivité pour la culture des pneumocoques[1].

1. Étant donnée la pathogénie que nous croyons devoir assigner à la pneumonie tuberculeuse nécrosante, on peut se demander, comme pour d'autres phlegmasies microbiennes, s'il s'écoule un temps quelconque entre la greffe de l'embolie bronchique et l'ap-

2° Si l'on accepte cette notion pathogénique, si l'on se reporte à l'histoire clinique que nous avons faite de la pneumonie nécrosante, il devient très facile d'adapter cette histoire clinique à la lésion embolique que nous supposons en être la cause.

A l'autre extrémité de la série, que signifient ces congestions pleuro-pulmonaires ou sous-pleurales répondant aux points de côté fébriles? Tout dans leur symptomatologie les rapproche forcément des embolies pulmonaires sous-pleurales. Leur histoire fugace, quand elles sont bénignes, est absolument superposable à celle des embolies plus ou moins capillaires de nature mécanique ou infectieuse.

Nous n'avons pas besoin d'insister sur l'interprétation de tous les cas intermédiaires de la grande série que nous avons décrite.

En résumé tout cela se rapporterait au processus des embolies bronchiques de nature vivante, bacillaire.

parition des premiers symptômes qui pour nous marquent le début de l'affection, c'est-à-dire si la pneumonie nécrosante a une sorte de *période d'incubation, locale tout au moins.*

Nous avons assisté trop rarement à l'éclosion de la maladie pour avoir pu nous fixer à cet égard, mais des observations bien approfondies éclairciront sans doute cette question.

Si l'on se reporte aux données assez restreintes qu'on possède sur l'éclosion de la pneumonie franche, il est admis en général que le frisson suit de très près le choc local, nerveux ou autre, qui met un territoire pulmonaire en état de réceptivité pour le pneumocoque. Il s'agirait de quelques heures seulement.

En est-il ainsi pour la pneumonie tuberculeuse nécrosante?

Bien qu'il n'y ait point de limites nettement tranchées entre tous les termes de la série pathologique, il est utile cependant de désigner pathogéniquement les deux grandes formes les plus caractéristiques de cette affection.

Dans cet ordre d'idées on pourrait donner le nom *d'infarctus pneumoniques* aux faits que nous avons décrits comme des pneumonies nécrosantes, et *celui d'embolies sous-pleurales* aux faits que nous avons décrits comme des pleuro-pneumonies superficielles en général bénignes, et comme des congestions pleuro-pulmonaires ou points de côté fébriles.

Mais, nous tenons à le redire, tous ces processus emboliques, depuis le simple point de côté fébrile jusqu'à la pneumonie nécrosante forment une série non interrompue, et ce n'est que pour les besoins de la clinique qu'il est permis de les décrire sous des noms différents qu'on pourrait multiplier à volonté suivant l'importance des manifestations locales.

Cette théorie des embolies avec ou sans infarctus vrais semble expliquer en tout et pour tout la manière d'être de cette série de faits cliniques.

3° Mais elle peut encore expliquer autre chose si l'on veut bien l'admettre. Voici ce dont il s'agit.

Chez nombre de tuberculeux arrivant au sanatorium en état de surmenage on trouve à l'auscultation des lésions qui miment à s'y méprendre la pleuro-pneumonie nécrosante, mais que la suite des événements amène à considérer comme des *pleuro-pneumonies nécrosantes avortées*. Cette expression traduit de façon précise un fait anatomopathologique qui nous paraît non moins précis.

Nous avons déjà parlé des pleuro-pneumonies superficielles localisées qui, nous l'avons vu, sont plus ou moins nécrosantes à leur centre et qui guérissent rapidement après une élimination nécrotique bénigne. Ce sont là des formes *atténuées* de la pneumonie nécrosante, en ce sens que la nécrose centrale y a été médiocre, entraînant par suite une élimination non moins médiocre. Mais il y a eu là le phénomène de nécrose si peu important qu'il ait été.

Dans les faits dont nous parlons maintenant c'est, ou ce serait, une chose un peu différente. Il y aurait embolie sous-pleurale ou même plus profonde, plus parenchymateuse, et, l'embolus bacillaire avortant sur place, c'est-à-dire ne donnant pas lieu dans son point d'arrêt à une évolution tuberculeuse active, le processus total se bornerait au *choc* primitif et à ses réactions immédiates de voisinage sur le territoire pleuro-pulmonaire attaqué.

D'où une congestion (?) tant du parenchyme que de la surface pleurale qui le recouvre, absolument comme si la lésion devait aboutir à la pneumonie nécrosante. Mais le processus de nécrobiose ne se produirait pas et dans un temps variable cette lésion entrerait en résolution, laissant peut-être après elle, pour un temps variable aussi, des traces pleurétiques quelconques.

Cliniquement les faits dont il s'agit sont toujours à peu près les mêmes.

Voici par exemple un jeune homme surmené qui nous arrive portant une tuberculose bilatérale disséminée, très légère au sommet droit, plus avancée au sommet gauche avec maximum sous la clavicule où pas mal de nodules sont en plein ramollissement.

Mais à l'auscultation du poumon droit, en arrière, on trouve, à partir de la scissure et recouvrant un tiers du lobe supérieur, avec maximum d'intensité dans la moitié rachidienne, une plaque mate, à vibrations exagérées, soufflante, bronchophonique, à pectoriloquie basse. Ni la respiration, ni la toux ne parviennent à y faire éclater le moindre craquement sec ou humide. En somme tous les signes de la pleuro-pneumonie nécrosante, sans nécrose.

Le malade est suivi de près à la cure de repos. A aucun moment il n'a été possible de découvrir le moindre bruit adventice.

Le foyer morbide est entré très rapidement en résolution, et après trois semaines environ il ne restait là que de la submatité et un peu de résonance de la voix basse.

Les observations de ce genre sont plutôt communes. Nous avons également vu ces pleuro-pneumonies *avortées* chez des malades qui por-

taient, non pas une tuberculose disséminée, mais
bien une pleuro-pneumonie nécrosante en pleine
évolution du côté opposé.

Telle, par exemple, une jeune fille qui présente
un foyer pleuro-pneumonique bien limité, logé
dans la gouttière vertébrale gauche au niveau de
la troisième côte. Le centre en est en plein ramollissement donnant lieu à quatre ou cinq crachats
bursiformes tous les matins. Mais presque symétriquement à droite un foyer mat, soufflant,
bronchophonique, chevrotant, s'est développé.
Absence totale de craquements ou de râles.

Ce foyer, plus jeune vraisemblablement, n'a
jamais donné un bruit adventice tant qu'il s'est
caractérisé par les signes d'auscultation précédents.

Il disparut le premier, rapidement, sans laisser
pour ainsi dire de traces. Le foyer de gauche
guérit complètement en quatre mois.

En étudiant la symptomatologie des grands in-
fractus nous avons parlé de foyers qui paraissaient
guérir sans élimination suppurative, ou avec une
suppuration tellement insignifiante qu'elle pouvait passer inaperçue à un observateur moins
prévenu. Il est clair que dans la théorie exposée
plus haut, les observations de cette dernière catégorie constitueraient les formes de passage entre
les pneumonies nécrosantes vraies et les pleuro-
pneumonies avortées.

CHAPITRE IV

DIAGNOSTIC, PRONOSTIC ET TRAITEMENT

I. — DIAGNOSTIC.

Nous ne ferons point le diagnostic de toutes les formes d'embolie bronchique tuberculeuse dont nous avons eu à parler jusqu'ici. Un certain nombre d'entre elles ont besoin d'ailleurs d'être étudiées à part et de façon plus complète. Nous nous bornerons à la vraie pneumonie nécrosante, envisagée d'une façon générale.

Le diagnostic de la pneumonie nécrosante doit être considéré au point de vue de l'état général et au point de vue de la symptomatologie locale.

1° Affection secondaire elle éclate de façon plus ou moins aiguë chez les tuberculeux ignorés ou déjà reconnus tels. Il est bien clair que si le point de côté existe notable, l'attention du médecin est attirée vers la poitrine et que le diagnostic d'affection pulmonaire est posé sous un vocable quelconque, que le malade soit tuberculeux ignoré ou qu'il soit déjà bacillaire avéré.

Il est non moins clair que si l'auscultation était systématiquement pratiquée, l'accident local ne saurait échapper non plus, quel que soit le nom qu'on lui donne. Mais quoi qu'il en soit l'histoire des malades fait constater que nombreuses sont les erreurs dans les diagnostics portés antérieurement.

Nous avons déjà parlé de plusieurs cas où l'on avait cru à la fièvre typhoïde. Dans quantité d'autres cas l'affection est décorée du nom de rhume, de congestion pulmonaire et de broncho-pneumonie.

Mais c'est surtout la grippe qui fait les frais de ces erreurs de diagnostic. Nous avons déjà signalé le fait à plusieurs reprises. Et cela se passe aussi bien chez les phtisiques méconnus que chez les phtisiques avérés. Nous avons des observations où la pneumonie nécrosante ayant une évolution à *étapes successives* au moins en apparence a été prise pour deux et trois attaques de grippe se succédant à de courts intervalles. Et l'erreur est d'autant mieux acceptée qu'il est de notion courante que l'influenza laisse souvent après elle des formations tuberculeuses. Aussi lorsque le malade traînant péniblement sa pneumonie nécrosante, se déclare trop clairement pour un phtisique, trouve-t-on toute naturelle la filiation des accidents.

La grippe prête encore à d'autres erreurs. Que de fois une pneumonie grippale est diagnostiquée dont la nature tuberculeuse vient s'imposer quelques semaines plus tard, non seulement par son ensemble symptomatique persistant au delà de toute attente, mais encore par les commémoratifs faisant la lumière sur l'état antérieur du malade !

2° La pleuro-pneumonie nécrosante est en général facile à reconnaître lorsqu'on l'observe *encore en évolution.*

L'absence d'expectoration particulière la distingue sans discussion possible : 1° de la pneumonie franche survenant chez les phtisiques, complication rare d'ailleurs, et qui comporte l'expectoration rouillée ; 2° de l'affection décrite par Renault (de Lyon) et son élève le docteur Riel, sous le nom de *pneumonie tuberculeuse lobaire* laquelle comporterait également, et de façon constante, l'expectoration rouillée [1].

On peut la confondre, passagèrement il est vrai, avec la tuberculose à nodules disséminés, dans certaines circonstances. Chez un malade surmené, un foyer de tuberculose nodulaire plus ou moins confluente peut, grâce à l'état congestif du parenchyme et de la plèvre sus-jacente, *souffler un peu* comme un foyer pleuro-pneumonique. Mais il est rare que ce souffle accidentel soit aussi intense, aussi tubaire que dans cette dernière affection. Et dans le doute il suffit d'ailleurs de remettre son jugement, car après quelques jours de repos au

---

1. Ph. Riel. *Thèse,* Lyon, 1888.

lit ce souffle aura disparu, et la tuberculose disséminée se montrera avec ses caractères tellement particuliers qu'il n'y aura plus d'hésitation possible.

Mais le cadre de la pneumonie tuberculeuse nécrosante que nous essayons de mettre en lumière n'a pas la *prétention* de comprendre toutes les lésions plus ou moins soufflantes de la phtisie chronique. Entre autres choses, il paraît exister *cliniquement* une forme de tuberculose pleuro-pulmonaire sèche, très probablement primitive, qui occupe généralement la partie interne du sommet en arrière, sous forme de plaque superficielle descendant en pointe dans le sillon costo-vertébral, et semblant aussi parfois s'insinuer entre le poumon et le médiastin jusqu'en avant vers le bord du sternum. Cette lésion peut rester sèche pendant des mois et même des années, s'accroissant lentement, ne donnant lieu qu'à des symptômes réactionnels insignifiants. Mais son état d'activité est démontré par la sensibilité de la région, soit spontanée, soit à la pression ; par l'apparition de quelques ganglions à la base du cou dans le triangle sus-claviculaire ; par la toux généralement sèche ; par la tendance à l'amaigrissement du sujet ; par l'élévation vespérale du thermomètre qui marque quelques dixièmes de trop et qui accentue cet écart dès que le malade est soumis à un surmenage quelconque ; par certains phénomènes congestifs très superficiels de la région, survenant après une fatigue ou à l'époque menstruelle, enfin par des hémoptysies bénignes ou sévères suivant les circonstances.

Cette lésion est plus ou moins mate à la percussion, elle exagère plus ou moins les vibrations thoraciques ; elle souffle à l'auscultation ; la voix haute et basse y retentit plus ou moins et y chevrote parfois. Mais on n'y entend point de râles. Les bruits adventices secs qu'on y perçoit sont souvent comparables à des craquements très fins, mais ce sont plus généralement de simples froissements ne se modifiant guère par les secousses de toux.

Il se peut qu'à un premier examen on prenne semblable plaque de tuberculose sèche pour une pleuro-pneumonie nécrosante en évolution. Mais l'erreur ne saurait durer longtemps si l'on a bien présents à l'esprit les symptômes de cette dernière affection deuthéropatique qui neuf fois sur dix se présente avec un centre de ramollissement à un degré quelconque et qui est en somme toujours une affection aiguë.

Autre cause d'erreur consistant à croire à l'existence d'une pleuro-pneumonie qui n'existe point. La pneumonie nécrosante se loge souvent tout à fait dans la gouttière vertébrale, à l'origine des premières côtes dorsales. Il peut alors arriver que le souffle plus ou moins tubaire, les craquements, la bronchophonie soient transmis de façon remarquable à la gouttière vertébrale du côté opposé. L'organe de transmission est ici le rachis. Et il faut reconnaître que parfois la netteté et l'intensité des bruits propagés sont telles qu'on croit de prime abord avoir affaire avec une double pleuro-pneumonie.

On peut même dans cet ordre d'idées observer des faits extraordinaires, s'il s'agit d'un foyer pneumonique siégeant tout à fait sur la face médiastine du lobe supérieur. Lorsque les lésions de voisinage se sont déblayées, lorsque le parenchyme qui entoure le foyer a récupéré son intégrité relative, les symptômes plus ou moins caverneux de la pneumonie profondément appliquée sur le massif vertébral peuvent fort bien être insignifiants du même côté à l'auscultation, tandis qu'ils sont transmis avec force au côté opposé par ce massif osseux. De sorte que symétriquement du côté sain les bruits caverneux sont plus intenses que du côté malade.

Mais si un premier examen portait à une interprétation fausse de ce genre, l'erreur ne saurait longtemps subsister, car le foyer supposé d'une pneumonie qui siégerait sur le côté opposé manque de matité, d'exagérations des vibrations vocales au palper, de sensibilité locale à la pression.

On observe dans la phtisie chronique des accidents en général bénins qui méritent vraiment le nom de *congestions pleuro-pulmonaires localisées*. Nous en avons déjà longuement parlé en discutant la nature de la pleuro-pneumonie nécrosante.

Ces *points de côté fébriles* ne pourraient donner lieu à une erreur de diagnostic que dans leurs formes intenses, celles qui les relient aux pleuro-pneumonies superficielles. Car autrement elles se distinguent nettement par leur évolution rapide, de quelques jours de durée seulement.

Si nous avons essayé d'établir que ces points de côté fébriles avaient la même pathogénie que les pleuro-pneumonies nécrosantes, il n'en est pas moins vrai qu'en clinique ce sont là deux choses très différentes.

Mais le diagnostic de cette affection avec les congestions pulmonaires comporte d'autres éléments. En parlant de la marche de la pneumonie nécrosante nous avons insisté sur ce fait remarquable que vraisemblablement aucune autre affection thoracique ne donnait lieu à un état congestif de voisinage aussi formidable que celui qu'elle développe la plupart du temps quand le foyer pneumonique est un peu sévère. Les pleuro-pneumonies profondes en particulier, juxta-scissurales ou situées près du hile sont souvent, à leur début, tellement noyées dans les lésions d'encombrement congestif, que l'observateur, même averti par l'expérience, peut ne point les trouver du tout, ou, en tout cas, rester dans un doute absolu sur leur localisation exacte.

Pendant cette période de début, qu'on appellerait volontiers l'époque des erreurs de diagnostic, il est fort admissible que l'affection soit étiquetée *congestion pulmonaire lobaire.* Au surplus ce diagnostic n'est pas erroné, mais il est incomplet. Car si la congestion pulmonaire lobaire totale, ou même étendue à presque tout un poumon, n'est pas niable, elle n'est cependant qu'une lésion accessoire, à côté de la lésion vraie, essentielle, qui, cachée dans cette gangue d'encombrement, n'en évolue pas moins, et après un temps variable s'en libérera pour se montrer à l'observateur dans toute la pureté de son appareil symptomatique.

Il faut donc être averti que la pneumonie nécrosante peut se cacher sous les manifestations plus évidentes d'une vaste congestion pulmonaire, de telle sorte que, même si une auscultation soignée ne la fait pas découvrir d'emblée, on se croie autorisé à considérer comme probable son existence en un point quelconque de la région malade. Nous devons ajouter que neuf fois sur dix, quand le diagnostic est ainsi posé, il n'est pas loin d'être résolu, et par l'affirmative.

Dans plusieurs observations l'affection a été prise pour une pleurésie, qu'on a dû supposer enkystée probablement, et des ponctions blanches ont été pratiquées. Cette erreur est des plus évitables si l'on a bien présents à l'esprit tous les symptômes de la pleuro-pneumonie nécrosante et si l'on songe qu'en règle générale les vibrations thoraciques sont augmentées au niveau du foyer. Dans deux cas seulement en effet nous avons vu les vibrations très atténuées au début de la maladie, mais les autres symptômes étaient tellement significatifs qu'il ne pouvait y avoir de doute sur l'existence de la pneumonie sous-jacente. C'est une exception à la règle qui peut se présenter, et par conséquent qu'il faut connaître.

La pleuro-pneumonie nécrosante peut être évidemment simulée par un certain nombre de lésions d'origine variée, dont le caractère serait de souffler, de craquer, avec ou sans symptômes caverneux.

Nous avons observé deux faits de pneumococcie qui pendant plusieurs jours, jusqu'à l'apparition des crachats rouillés démontrés pneumococciques par le microscope, nous ont donné l'illusion parfaite de la pleuro-pneumonie nécrosante. Elles siégeaient dans le lobe supérieur du poumon droit en marge de la grande scissure.

La syphilis pulmonaire peut reproduire exactement la symptomatologie locale de la pleuro-pneumonie bacillaire nécrosante. Mais ici se présente une grande difficulté.

Étant donné que nous ne pouvons faire sous le microscope la preuve bactériologique de la syphilis [1] nous sommes à peu près forcés de poser ce diagnostic par exclusion tout d'abord et ensuite par le résultat thérapeutique obtenu. Il est vrai que les lésions syphilitiques du poumon donnent

---

1. Il faut actuellement faire une restriction à cette façon de voir, à propos de la découverte du *spirochete*.

en général un pus excessivement pauvre en para-
sites de tout genre, ce qui est une forte présomp-
tion en faveur de leur spécificité. Mais l'argu-
ment est fragile.

De plus le criterium de la syphilis pulmonaire
établi d'après les résultats du traitement spécifique
ne s'impose pas tous les jours. En quinze années
nous n'avons, dans notre sphère d'action, constaté
que trois fois cette éventualité d'une façon qui ne
laissait aucun doute dans l'esprit.

D'autre part le diagnostic de syphilis pulmonaire, basé par exclusion sur les antécédents et
l'absence formelle des bacilles de Koch dans les
crachats, laisse trop souvent à désirer dans le cas
où le criterium thérapèutique vient à faire défaut,
parce que le bacille susdit n'a probablement pas
le monopole de fabrication de la phtisie pulmonaire. De sorte qu'en l'absence du bacille de
Koch dans les expectorations, on est toujours en
droit de se demander si la lésion n'est pas due
à un autre parasite plus ou moins apparenté ou
étranger au bacille tuberculeux, et dont nous connaissons mal les allures. Il faut en outre considérer
qu'un ou plusieurs examens de crachats, négatifs
quant au vrai bacille, n'ont aucune valeur ou à
peu près, car dans certains cas c'est seulement
après huit ou dix examens qu'on finit par démontrer son existence.

Tout cela pour dire combien il faut être réservé
pour poser le diagnostic de syphilis pulmonaire.

Enfin, si l'on peut en croire la clinique seule, les lésions hybrides ne sont pas de rareté excessive, considération qui vient encore singulièrement compliquer la situation.

Quoi qu'il en soit, la syphilis pulmonaire peut simuler en tout et pour tout la pneumonie tuberculeuse nécrosante. Et cela paraîtra tout naturel pour quiconque sait quelle difficulté il peut y avoir à reconnaître sous le microscope une gomme tuberculeuse d'une gomme syphilitique.

L'apoplexie pulmonaire, ou mieux l'infarctus pulmonaire sanguin, quand il permet une survie quelconque, donne localement tous les symptômes de la pneumonie tuberculeuse nécrosante, surtout dans ses foyers à base périphérique. Mais il se produit chez les tuberculeux dans des circonstances tellement spéciales en général, son apparition est tellement à prévoir dans les dites circonstances, et il s'accompagne d'une expectoration tellement significative que bien rarement le diagnostic restera hésitant.

Nous devons signaler encore un fait curieux dans lequel on prit pour une pneumonie nécrosante médiastine un petit kyste hydatique. C'était chez une jeune femme tuberculeuse du sommet droit. Il existait en outre sur le bord droit du sternum, vers la troisième côte, un foyer que l'ensemble de ses caractères devait faire considérer comme une pneumonie nécrosante.

L'expectoration ne pouvait servir en rien au

diagnostic, parce que les lésions nodulaires ramollies du sommet donnaient des *crachats de désagrégation lobulaire*.

Un beau jour la malade rendit par la toux quelques débris de membranes hydatiques incontestables. Les signes caverneux s'accentuèrent dans le foyer sternal pendant quelques semaines, et depuis on n'entendit plus parler d'hydatides. Au moment de l'accident, la malade nous raconta que plusieurs mois auparavant elle avait une fois, dans les mêmes conditions, rendu par la toux des *peaux* identiques.

Il y aurait deux diagnostics intéressants à établir, d'une part, avec les pleurésies enkystées, d'autre part, avec les pleurésies interlobaires. Nous avons signalé plus haut que certaines pleuro-pneumonies nécrosantes ont été diagnostiquées pleurésies enkystées et inutilement soumises à la ponction. Mais nous nous garderons de parler plus amplement de ces dernières, n'ayant pas eu la bonne fortune d'en observer un seul cas depuis une quinzaine d'années.

Quant aux pleurésies interlobaires, leur diagnostic ne peut être mis en cause qu'avec les pneumonies nécrosantes juxta-scissurales, et nous aurons l'occasion d'en parler dans un travail ultérieur.

3° Étant donné que la pneumonie nécrosante tue assez rarement par elle-même, et qu'elle se transforme souvent en lésion vulgaire de la phtisie chronique, il serait intéressant, à la période d'excavation, de savoir si telle ou telle caverne est la suite d'une pneumonie nécrosante ou d'une tuberculose disséminée confluente qui s'est ramollie. Les éléments de ce diagnostic seront à établir par des recherches ultérieures.

En se plaçant au point de vue clinique pur, il semble évident qu'il y a deux grandes variétés de cavernes tuberculeuses, savoir, celles qui résultent de la désagrégation des pneumonies nécrosantes, et celles qui succèdent à la fonte purulente des tuberculoses nodulaires communes. On les voit évoluer sous ses yeux de façon différente, c'est incontestable ; elles paraissent surtout s'accroître par des procédés dissemblables. Mais lorsqu'elles sont formées, lorsque cavité il y a, les symptômes caverneux dans les deux cas ne se différencient guère.

Il y aurait peut-être du vrai dans cette supposition que, de deux cavernes superficielles, sousclaviculaires par exemple, celle qui sera revêtue d'une coque pleurale aura plus de chances d'appartenir à la pneumonie nécrosante. Mais il ne faut pas oublier qu'une tuberculose disséminée confluente peut s'entourer aussi d'un épaississement pleural très notable et par suite produire une caverne à coque pleurétique. Il ne faut pas oublier non plus que les pneumonies nécrosantes profondes, intralobaires, sans connexion immédiate avec les feuillets pleuraux, si elles existent comme tout nous le fait supposer, donneront lieu à une caverne non recouverte de coque cicatricielle d'origine pleurale.

C'est en somme une question à laisser en suspens jusqu'à plus ample informé.

4° Dans une affection d'aussi longue durée il serait intéressant de pouvoir exposer de façon précise les éléments permettant de diagnostiquer le degré d'évolution de la lésion pulmonaire.

Étant donné que l'anatomie pathologique s'en déduit pour nous, jusqu'à présent, de la clinique seule, le problème paraît assez délicat, et pour le résoudre il faut s'entourer des données capitales que nous a fournies la longue étude qui précède.

Dès le début, en présence d'un foyer produisant la symptomatologie de la pneumonie nécrosante, il est intéressant de se demander si ce foyer sera *cliniquement* nécrosant ou si *cliniquement aussi* il a des chances d'avorter. Nous avons plus haut expliqué cette terminologie.

Il faut poser en principe que tant que dure la période fébrile primitive de l'affection, il est impossible de prévoir si le foyer suppurera ou ne suppurera pas. Et cela aussi bien pour les pneumonies d'apparence bénigne à cause de leur peu d'étendue, que pour les pneumonies d'apparence volumineuse par elles-mêmes ou donnant lieu à des réactions de voisinage très étendues qui semblent parfois comporter un pronostic immédiatement sévère.

Après la chute de là fièvre initiale, si, par de

patientes et répétées auscultations, on n'arrive pas à découvrir le moindre craquement au centre apparent du foyer, on pourra supposer que la nécrose n'a pas eu lieu, et que probablement il n'y aura pas de suppuration éliminatrice, mais nous conseillons malgré tout d'être très réservé dans ces prévisions tant qu'on constatera que le souffle plus ou moins tubaire ne cède pas. L'expérience nous a convaincu que l'on est exposé à des surprises parfois tardives. Et d'une façon générale, quand on a fait le diagnostic de pneumonie tuberculeuse nécrosante, il est prudent d'annoncer que très probablement le centre du foyer suppurera plus ou moins, et à une date que rien ne peut faire préciser.

Lorsqu'on examine pour la première fois un malade portant une pneumonie qui suppure déjà, il est sage de ne pas se laisser aller aux impressions immédiates que donne l'auscultation. Nous avons vu que la plupart du temps, dès le début de la désagrégation centrale du foyer, on constatait des symptômes dits cavitaires plus ou moins intenses. Avant de parler de caverne vraie, et surtout de grosse caverne, soit unique, soit double, il faut se livrer à une enquête sérieuse basée d'une part sur une étude approfondie des signes locaux et d'autre part sur le rapport qui existe entre l'intensité des symptômes caverneux et le taux de l'expectoration ; et à ce dernier point de vue il ne faut pas oublier que la plupart du temps l'expectoration dans sa totalité provient non seulement du foyer pneumonique ramolli, mais encore des lésions quelconques qui peuvent encombrer les poumons.

Il est clair que si la pneumonie est presque isolée, et s'il est patent que l'expectoration se compose de 4 ou 5 crachats amygdaliens de petit volume, on aura chance d'être dans le vrai en diagnostiquant un simple foyer de désagrégation centrale. Mais il est toujours sage de remettre son jugement à quelques jours plus tard, quand le malade soumis à la cure d'air et de repos aura désencombré sa poitrine, et quand l'enquête aura démontré que tous les crachats sont bien expulsés au dehors et non déglutis en partie. Il est d'autant plus raisonnable de se conduire ainsi, qu'après ces quelques jours de repos, on sera souvent tout émerveillé de constater que les symptômes caverneux sont réduits au minimum, et au besoin ont totalement disparu pour faire place aux signes d'un ramollissement tout à fait vulgaire.

Nous croyons en somme qu'il faut affirmer l'existence d'une vraie caverne seulement lorsque le taux des crachats de désagrégation sera bien démontré être en rapport avec le degré des signes cavitaires.

Lorsqu'après des péripéties quelconques la guérison semble s'annoncer, il peut être tout aussi délicat de dire où en est cette guérison. Nous savons en effet, d'une part, que les phénomènes cavitaires peuvent exister sous l'oreille tant qu'il y a des traces de râles humides dans le foyer, et d'autre part que certaines pneumonies absolument desséchées peuvent, grâce à l'induration des tissus et aux épaississements pleuraux, donner lieu à des souffles, à des bruits de déplissement métallique ou porcelainé, qui sont fort capables d'en imposer à premier examen pour des bruits cavitaires. Tant qu'il reste le moindre craquement dans un foyer de pneumonie, il faut se tenir sur la réserve, car vraisemblablement c'est l'indice que la réparation n'est pas parfaite dans le noyau de désagrégation. Et cela même si le malade est convaincu qu'il n'a plus trace de crachats.

Le foyer central de suppuration dans la pneumonie nécrosante est très probablement ramifié, anfractueux, et il est admissible que pendant le travail de réparation, de cicatrisation, certains culs-de-sac puissent s'isoler en plein tissu scléreux et rester à l'état de microbisme latent pendant un laps de temps quelconque, pour manifester une activité nouvelle et plus ou moins passagère à un moment donné, sans motif bien établi. Il est assez fréquent d'observer cette sorte de reviviscence des foyers de pneumonie nécrosante, alors qu'on les supposait bien desséchés, et il faut savoir prévenir les malades, qui se croient déjà guéris parce qu'ils ne crachent plus du tout depuis quinze jours, qu'il n'y a pas lieu de chanter victoire, et que l'expectoration peut fort bien, sans aucune cause apparente, se montrer de nou-

veau à plusieurs reprises, sous forme bénigne
d'ailleurs le plus souvent. Nous avons déjà signalé
ce fait en parlant de l'expectoration de la pneumonie nécrosante.

Lorsqu'enfin l'auscultation ne fait plus constater que de la respiration soufflante, du retentissement bronchophonique, et à la rigueur quelques
froissements attribuables à la plèvre ; lorsque
depuis plusieurs mois toute expectoration a dûment cessé ; lorsque le thermomètre est absolument fixé dans les limites de ce qu'on appelle la
normale, et ne bouge plus, même après un certain exercice du corps ; lorsque le sujet exhale la
belle santé générale ; alors on peut parler de guérison apparente.

Car s'il est admis en général que tout tuberculeux en guérison apparente doit se soigner encore
un certain temps sans éprouver d'incidents pulmonaires pour avoir le droit de se dire guéri, il
en est de même pour le moins quand il s'agit
d'un tuberculeux qui sort victorieux d'une maladie aussi sérieuse et aussi féconde en surprises
que la pneumonie nécrosante.

Et plus que jamais ici c'est le cas de dire qu'il
doit longtemps se souvenir qu'il a été malade.

II. — PRONOSTIC

Le pronostic des embolies bronchiques tuberculeuses est fort variable, cela va de soi, si l'on

tient compte des formes cliniques que nous avons signalées. Il n'y a évidemment aucun rapport à établir entre les simples *points de côté fébriles* que nous avons toujours vus se comporter comme des incidents sans valeur, et les *pleuro-pneumonies nécrosantes*. Les *embolies pleuro-pulmonaires super-ficielles* qui tiennent le milieu entre ces deux extrêmes sont en général de grande bénignité. Mais il ne faut pas oublier que lorsqu'elles sont multipliées, se succédant à de courts intervalles, elles peuvent caractériser le début de certaines phtisies galopantes. C'est en somme au sujet des *infarctus pneumoniques* que la question du pronostic acquiert tout son intérêt.

Tout dans cette affection concorde pour faire supposer qu'elle est grave. C'est la réalité. Mais cette gravité n'excède pas de beaucoup celle de la tuberculose pulmonaire en général. Qu'on en juge par la statistique suivante.

Nous relevons une centaine au moins d'observations de ces infarctus à tous les degrés d'évolution, jusqu'à l'état de caverne volumineuse, et nous trouvons sur ce nombre une trentaine de guérisons parfaites, y compris neuf cavernes autant démontrées qu'il est possible, sans parler de toutes les lésions d'apparence caverneuse que nous avons supposé n'être point des cavernes vraies. C'est donc là une bonne proportion de guérisons au point de vue de la phtisie pulmonaire en général.

Lorsqu'on a vu et suivi un grand nombre de malades atteints d'infarctus tuberculeux, on acquiert facilement la conviction que cet accident, s'il était soigné dès le début, guérirait presque toujours, chez les sujets capables de guérir la tuberculose pulmonaire en général. Ce qui tue les phtisiques atteints d'infarctus tuberculeux, ce n'est pas cet infarctus lui-même. Mais c'est comme toujours leur débilité native ou acquise qui les met hors de combat ; c'est une tare quelconque qui collabore à leur déchéance ; c'est l'étendue des lésions tuberculeuses préexistantes ; c'est le surmenage qui en fait des infectés de tout l'organisme ; c'est enfin l'absence de traitement approprié à ce genre d'affection.

Lorsqu'on voit en effet, avec quelle facilité, chez un sujet de constitution suffisante, s'arrêtent les accidents, dès qu'on le met à la cure rationnelle ; quand on voit, après quelques jours de cure d'air et de repos, s'évanouir les grands phénomènes caverneux les mieux caractérisés ; lorsqu'on voit le foyer pneumonique se rétrécir d'un tiers ou de la moitié de sa surface apparente, et disparaître comme par enchantement tous les râles humides et autres bruits anormaux qui l'entouraient, en même temps que les crachats plus ou moins caverneux se réduisent dans le même temps au quart de leur taux antérieur ; lorsqu'on voit toutes ces modifications aussi étonnantes que rapides, sans compter celles non moins merveilleuses qui se produisent dans l'état général du malade ; on est tenté de croire que l'embolie tuberculeuse par elle-même n'est point chose si grave peut-être, et que dans bien des cas c'est le patient qui plutôt fait l'infarctus autour de son embolie, et par la suite fait la gravité de son infarctus. Et tout cela malheureusement parce qu'il suit neuf fois sur dix l'hygiène thérapeutique contraire à celle qu'exigeait son embolie tuberculeuse. Nous ne voulons pas dire, car nous n'en savons rien absolument, que certaines embolies ne sont pas graves par elles-mêmes, que dans certains cas le choc primitif ne produit pas une lésion vouée fatalement à la nécrose centrale et à l'excavation caverneuse, mais nous sommes porté à croire que ce ne doit pas être la règle.

L'esquisse rapide que nous avons faite *des pleuro-pneumonies nécrosantes avortées* vient absolument à l'appui de semblable notion. Et notre conviction est que nous avons vu maintes fois *avorter* sous nos yeux des lésions qui auraient abouti à la nécrose si les malades qui les portaient étaient demeurés en état de surmenage, au lieu de se soumettre à la cure rationnelle.

III. — TRAITEMENT.

Les embolies, les infarctus tuberculeux du poumon paraissent en somme se montrer chez les phtisiques dans des conditions pathogéniques toutes spéciales. D'une part ces complications éclatent chez les tuberculeux qui fatiguent, qui surmènent leur organisme, qui *forcent* pour ainsi dire leur affection de poitrine. D'autre part il semble que l'embolie tuberculeuse du poumon n'est pas toujours grave par elle-même mais tient sa gravité de la continuation du même surmenage qui a été sa cause première très vraisemblable.

S'il en est ainsi les indications thérapeutiques peuvent être formelles et sont au nombre de deux :

1° La cure de repos qui paraît être le traitement prophylactique de l'embolie ; 2° La cure de repos encore qui sera le traitement radical opposé à l'aggravation de l'embolie une fois produite, qui sera en un mot le traitement abortif.

Tout cela n'est nullement théorique, car la pratique démontre amplement que la cure de repos est nécessaire et suffisante pour qu'un tuberculeux soit à peu près à l'abri des embolies bacillaires du poumon, et pour qu'un tuberculeux atteint d'embolie puisse faire avorter l'infarctus consécutif s'il en est temps encore.

C'est enfin la cure de repos qui doit être la base du traitement des infarctus plus ou moins graves et plus ou moins avancés en évolution. Inutile d'ajouter que comme tuberculeux, tous ces malades doivent être soumis à toute la cure hygiénique en plus du repos lui-même. L'aération permanente, l'alimentation forte, sagement réglée suivant les constitutions, complètent la triade thérapeutique. Ce traitement avant tout hygiénique n'exclut en rien les interventions thérapeutiques basées sur l'action favorable de certains médicaments qui, s'ils n'ont point la prétention d'attaquer directement le facteur microbien de la phtisie, peuvent aider incontestablement au relèvement de l'organisme.

CHAPITRE V

LES PLEURO-PNEUMONIES TUBERCULEUSES SCISSURALES

I. — DÉFINITION.

1° L'expérience clinique semble démontrer que la plèvre interlobaire pour le poumon, comme la grande scissure de Sylvius pour l'encéphale, est un lieu d'appel pour les évolutions tuberculeuses.

La tuberculose s'y implante sous toutes ses formes vraisemblablement, pleurites sèches, pleurésies avec épanchement, pleuro-pneumonies superficielles, pleuro-pneumonies vraiment nécrosantes. Mais tandis que la bacillose primitive affectionne surtout la région des sommets, l'appareil scissural des poumons paraît se spécialiser pour les lésions bacillaires secondaires, c'est-à-dire les lésions produites par les embolies bronchiques que nous avons groupées dans le travail précédent.

Les attaques bacillaires scissurales frappent inévitablement l'observateur par la singularité de leurs allures ; elles y laissent souvent des traces plus évidentes, plus reconnaissables qu'ailleurs. Les pleuro-pneumonies, en particulier, donnent lieu généralement à des processus inflammatoires de voisinage qui suivent exactement le trajet des scissures, d'où il résulte une symptomatologie très compliquée qui peut rendre fort difficile l'interprétation des signes d'auscultation, et partant, des lésions de cette région dite interlobaire.

L'altération la plus commune est assurément la pleurésie sèche des scissures. C'est elle qui oblitère les espaces interlobaires, quand elle est profonde, qui ferme ces espaces comme des vases clos quand elle est seulement marginale. C'est elle qui fait adhérer les lobes des poumons chez les trois quarts des phtisiques dont on fait l'autopsie. C'est elle qui s'oppose à la production du pneumothorax interlobaire comme la pleurésie sèche de la grande plèvre s'oppose à la production du pneumothorax sous-costal. Cette pleurésie sèche, marginale ou interlobaire, fait souvent partie du processus de pleurésie adhésive plus ou moins généralisé qui est si commun dans la phtisie chronique. Mais souvent aussi elle est la conséquence des pleuro-pneumonies superficielles ou profondes que nous allons étudier. C'est assez dire le rôle important qu'elle joue dans la pathologie bacillaire.

Les pleurésies interlobaires avec épanchement sont assez communes. Les épanchements purulents de l'interlobe sont les plus connus, à cause de leur gravité immédiate tout d'abord, et ensuite parce qu'ils donnent lieu fréquemment à des vomiques ou à des interventions chirurgicales.

Il en est tout autrement des épanchements séro-fibrineux, ou du moins supposés tels, qui se comportent de façon bénigne comme beaucoup de pleurésies de la grande plèvre. Ils sont bien souvent méconnus, croyons-nous, et la bizarrerie de leurs symptômes, les difficultés de leur diagnostic peuvent les faire considérer comme affections mal définies du poumon lui-même. A tous ces titres les pleurésies interlobaires bénignes mériteraient une histoire particulière.

Nous n'en dirons pas plus sur ces manifestations variées de la tuberculose scissurale, et nous nous bornerons à l'étude des pneumonies ou mieux des pleuro-pneumonies juxta-scissurales.

Or nous considérons comme très vraisemblable que les lésions tuberculeuses des scissures sont presque toujours secondaires, et, conséquent avec notre théorie, nous pensons qu'elles sont d'origine embolique bronchique. Il résulte de cette pathogénie supposée que leur histoire n'est qu'un chapitre séparé de l'histoire générale des pleuro-pneumonies emboliques.

Ici encore les lésions, très disparates au premier abord, s'échelonnent sans transition brusque depuis les *simples apparences* de la pleurésie sèche localisée aux marges scissurales, jusqu'aux cavernes graves logées soit sur le bord soit en profondeur des espaces interlobaires.

Dans cette série ininterrompue de lésions nous avons déjà étudié très suffisamment les *points de côté fébriles*. Nous n'y reviendrons point. Il nous reste à faire l'histoire, aussi claire que possible à l'heure actuelle, des véritables foyers pneumoniques nécrosants de cette région, qu'ils soient bénins ou graves.

2° Quelques notions d'anatomie normale relatives aux scissures pulmonaires ne seront pas inutiles.

En règle générale elles divisent le poumon gauche en deux lobes et le poumon droit en trois.

Les grandes scissures à peu près symétriques de chaque côté, si on les envisage dans leurs rapports marginaux avec la cage thoracique, s'étendent du 3ᵉ espace intercostal ou de la tête de la 4ᵉ côte à l'extrémité antérieure de la sixième ; et la petite scissure du poumon droit part de la grande vers la ligne axillaire pour aller presque horizontalement se terminer à l'extrémité antérieure de la 4ᵉ côte.

A cette topographie habituelle les anomalies ne sont point rares, mais elles ne doivent entrer en ligne de compte cliniquement que de façon tout à fait exceptionnelle, si tant est que la clinique peut permettre de soupçonner leur existence dans un cas donné.

Inutile d'insister sur cette notion que les scissures s'étendent jusqu'au hile du poumon, et qu'elles sont tapissées .par la plèvre dans toute leur étendue. Les deux feuillets pleuraux y sont donc accolés, au contact permanent, comme dans la grande cavité pleurale le feuillet viscéral est au contact du feuillet pariétal.

De l'existence des deux scissures du poumon droit il résulte que l'aspect des affections scissurales peut différer en beaucoup de points suivant le côté atteint, ce qui n'est pas un fait négligeable.

De l'obliquité du plan des grandes scissures de dedans en dehors, de haut en bas et d'arrière en avant, il résulte que, si d'une part les lésions marginales sont perceptibles à l'examen du thorax, d'une façon quasi directe en leur lieu et place, en revanche les lésions scissurales profondes sont au moins théoriquement séparées de l'oreille par une épaisseur variable de tissu pulmonaire appartenant au lobe supérieur ou au lobe inférieur, ce qui complique la difficulté du diagnostic pour la localisation exacte de ces lésions profondes par rapport au plan de la scissure qui est en question. Et il est bien probable que nombre de pneumonies nécrosantes, logées *en apparence* dans la profondeur du lobe supérieur ou inférieur, ont pour limite en bas ou en haut le plan de la scissure, et sont en réalité des pneumonies juxta-scissurales et non pas à proprement parler des pneumonies intralobaires.

3° Étant données les considérations précédentes, on peut se figurer théoriquement la façon dont vont se comporter les scissures des poumons sous l'influence de l'éclosion à leur voisinage d'une pneumonie tuberculeuse.

Nous savons que la pneumonie nécrosante périphérique sous la plèvre costale donne toujours lieu à une pleurésie membraneuse, qui dure à l'état d'activité tant que dure l'activité même du foyer sous-jacent ; pleurésie membraneuse plus ou moins infiltrée de sérosité et susceptible de se dessécher relativement à certains moments, et de s'humecter à nouveau sous des influences variées. Nous savons aussi que cette pleurésie métapneumonique est souvent fort étendue au delà des limites apparentes du foyer sous-jacent, et s'en va volontiers recouvrir tout un lobe du poumon.

Or quand il s'agit d'une pneumonie nécrosante juxta-scissurale les mêmes phénomènes se produisent exactement pour la plèvre interlobaire que pour la plèvre sous-costale.

Une pneumonie nécrosante éclate et évolue au contact immédiat de la scissure. La plèvre adjacente réagit naturellement à sa façon, c'est-à-dire en faisant une pleurite adhésive, membraneuse, plus ou moins sèche ou humide avec infiltration de sérosité, sinon avec épanchement véritable dans le domaine voisin de l'interlobe. Nous restons pour l'instant dans l'idée de la pleurésie dite sèche.

Celle-ci peut se limiter plus ou moins à l'aire

adjacente du foyer pneumonique. Mais elle peut, une fois mise en train, s'étendre beaucoup plus loin, comme toute pleurite, et par suite provoquer une adhérence totale de toute la plèvre interlobaire.

A ce propos il sera peut-être démontré que nombre de pleurésies enkystées de l'interlobe ne sont que des pleurésies métapneumoniques de la pneumonie nécrosante, ou encore des irruptions dans l'espace scissursal du pus provenant de cavernes pneumoniques.

Or ces adhérences des feuillets pleuraux de la scissure, formées de fausses membranes plus ou moins épaisses et infiltrées de liquides, vont constituer des lames, des travées relativement rigides, faisant corps avec le parenchyme pulmonaire, et parfaitement capables de propager au loin les bruits qui se produisent à leur contact immédiat, et d'amplifier ces bruits au besoin.

La production de ces lames vibrantes intra-pulmonaires nous paraît jouer un rôle important dans la symptomatologie des foyers pneumoniques juxta-scissuraux, car il est difficile, sans en tenir compte, d'interpréter la physionomie clinique si originale des grandes lésions scissurales pneumoniques.

4° En se basant sur l'anatomie normale des scissures pulmonaires, on peut à première vue diviser les lésions pneumoniques qui les frappent en deux catégories, la première comprenant les lésions périphériques que nous appelerons *marginales*, la seconde comprenant les lésions centrales que nous appellerons *profondes*.

Cela est parfaitement logique et répond à la réalité des faits. Mais il faut bien savoir qu'en clinique cette dissociation est facile à faire quand les foyers pneumoniques sont déjà en période de réparation, tandis qu'elle est souvent impossible aux premières périodes de la maladie quand le foyer est encore grossi de sa zone d'encombrement, et nous devons avouer que fréquemment, malgré l'habitude qu'on peut avoir de l'auscultation dans ces cas-là, on est forcé de remettre son jugement à plus tard.

Quoi qu'il en soit, il faut pour toute démonstration se servir de faits aussi purs que possible, et nous étudierons à part les pneumonies scissurales marginales et les pneumonies scissurales profondes.

Cette distinction est très simple à établir et à comprendre quand il ne s'agit que de pleuro-pneumonies superficielles, bénignes si l'on veut, qui se développent sur la marge scissurale. Il n'y a en effet aucune analogie entre leur appareil symptomatique et celui des pleuro-pneumonies volumineuses, à gros bloc parenchymateux sous-pleural, lésions graves au contraire qui se logent dans la profondeur de l'interlobe.

Mais beaucoup de pleuro-pneumonies graves sont également marginales, par ce fait que leur base pleurétique se loge dans l'angle dièdre formé par la plèvre viscérale qui contourne le bord d'un lobe pulmonaire pour s'enfoncer dans la scissure interlobaire. Or dans ces conditions le foyer pneumonique touche à la fois la plèvre sous-costale et la plèvre interlobaire, et par suite est en même temps marginal et profond. *Mais au point de vue de l'auscultation il est avant tout marginal.* Expliquons-nous, après une brève définition.

Les pleuro-pneumonies profondes ou interlobaires ont leur base pleurétique appliquée sur la plèvre interlobaire, sans contact ou à peu près avec la marge de la scissure.

Les pleuro-pneumonies marginales ont leur base pleurétique appliquée au moins pour une bonne part sur la marge scissurale.

Un foyer pneumonique appliqué sur l'interlobe donne lieu à une pleurite interlobaire que l'auscultation peut fort bien ne pas déceler ; tandis que le foyer pneumonique appliqué sur la marge scissurale donne lieu nécessairement à une pleurite superficielle, sous-costale, qui ne peut échapper à l'oreille de l'observateur.

Théoriquement cette différenciation symptomatique est parfaite, et en pratique elle est suffisante autant qu'indispensable pour mettre de l'ordre dans une question en somme très délicate, et permettre d'étudier avec fruit ces graves lésions tuberculeuses.

Seulement il faut bien se rappeler ce que nous

avons signalé déjà, que les foyers pleuro-pneumoniques interlobaires donnent lieu à une pleurite d'étendue variable : elle peut il est vrai se borner à recouvrir la base de ces foyers, mais elle peut aussi s'étendre à tout un segment pleural de l'espace interlobaire et par conséquent atteindre la marge scissurale de ce segment. Et comme ces pleurites métapneumoniques sont généralement membraneuses, épaises et adhérentielles, elles finissent par constituer entre les lobes du poumon des lames consistantes, infiltrées de liquides, et capables de transmettre au loin, en les amplifiant au besoin, les bruits qui prennent naissance profondément au niveau du bloc pneumonique.

La conclusion de ce fait remarquable c'est qu'une pleuro-pneumonie vraiment interlobaire peut fort bien transmettre ses bruits à la surface sous-costale du poumon, au niveau de la marge scissurale. Conclusion un peu gênante à première vue pour la distinction si nette que nous avons voulu établir, mais la clinique nous apprend heureusement à différencier ces bruits de propagation, des bruits qui prennent naissance sur la marge scissurale elle-même.

II. — LES PLEURO-PNEUMONIES MARGINALES.

Parmi les lésions scissurales marginales, nous décrirons :

1° Les pleuro-pneumonies marginales avortées.

2° Les vraies pneumonies nécrosantes marginales.

Comme nous l'avons dit antérieurement, toutes ces lésions forment une série ininterrompue depuis les *apparences* de la simple pleurite sèche jusqu'aux cavernes vraies, et, en décrivant des types nets de chaque catégorie, nous montrerons de notre mieux les liens qui les réunissent entre eux, de même que nous nous efforcerons de préciser les faits de transition entre les lésions scissurales marginales et les lésions scissurales profondes ou interlobaires.

3° La pleuro-pneumonie angulaire pleurétogène, variété particulière de la seconde catégorie que nous croyons utile de signaler à part.

1° *Les pleuro-pneumonies marginales avortées.*

A. — Nous avons assez longuement parlé des points de côté fébriles pour n'avoir plus à y revenir (p. 129). De même ce que nous avons dit des pneumonies nécrosantes avortées (p. 141), nous permet de reprendre de suite leur étude pour les cas particuliers où elles se logent au niveau des scissures. Les exemples n'en sont point rares. Ils se voient surtout chez des malades à l'état de surmenage au moment de leur arrivée au sanatorium, dans les conditions où nous observons.

Observation. — Homme de 45 ans, sec, robuste jusqu'à ces derniers temps, bien que portant une tuberculose pulmonaire bilatérale depuis plusieurs années. Son organisme a seulement faibli depuis quelques mois, l'appétit s'est perdu, et l'émaciation est devenue effrayante, à tel point que le malade, aux ischions saillants peut à grand'peine se tenir assis dans son lit. Fièvre bénigne vespérale.

L'auscultation fait voir : à droite un lobe supérieur largement infiltré en avant et en arrière ; à gauche une infiltration limitée tout au sommet. Mais du même côté gauche il existe, nettement séparée de la lésion du sommet, une bande légèrement mate, à souffle doux, chevrotante à la voix, qui s'étend comme un fragment d'écharpe sur la scissure. Le maximum de ces bruits est un peu en dedans de la pointe de l'omoplate. Là, la toux réveille un foyer très limité de craquements fins, secs, et de crépitations légèrement sonores (fig. 17).

Au-dessus et au-dessous de cette bande scissurale, la respiration redevient presque brusquement normale.

Le malade est gardé au repos absolu. En 48 heures le timbre un peu musical des bruits disparaît ; le souffle s'atténue peu à peu, et après une quinzaine de jours il ne restait plus là, sur le point central, que quelques crépitations sèches ou quelques frottements pleuraux qui d'ailleurs furent longtemps perceptibles à la toux.

Il est impossible de savoir si le foyer central
de cette bande d'apparence pleurétique a donné
la moindre parcelle d'expectoration, car celle-ci
eût été absolument perdue au milieu des abondants crachats qui venaient du reste de la poitrine.

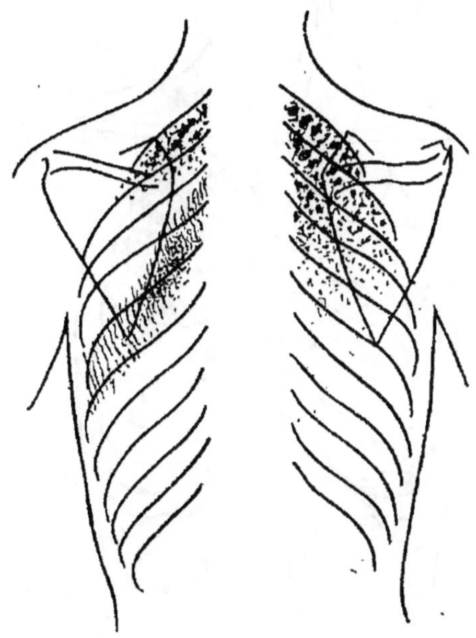

Fig. 17.

Quant aux sensations éprouvées par le malade,
elles sont intéressantes à signaler. Depuis fort
longtemps habitué à la tuberculose de ses sommets, il était inconscient de leurs lésions. Mais
les derniers jours de sa vie active il avait ressenti
derrière l'omoplate gauche un point douloureux,
gênant, et pendant la première semaine il fut facile

de réveiller cette douleur par la pression du doigt.

OBSERVATION. — Jeune homme de 19 ans, porte depuis plusieurs mois une tuberculose à nodules disséminés, plutôt superficiels, dans les deux poumons. Légèrement fébrile, expectorant

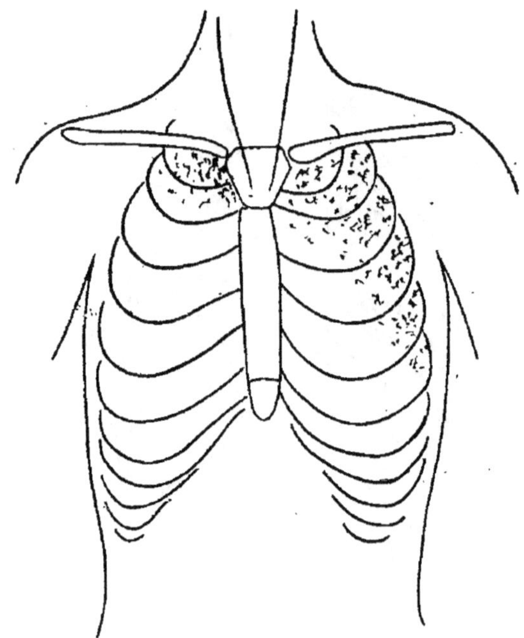

Fig. 18.

fort peu, il n'a jamais cessé sa vie active. Il vient au sanatorium, et au premier examen on trouve :

A droite, infiltration très superficielle recouvrant le lobe supérieur et au delà en arrière, et se terminant plus bas par des frottements pleuraux ; en avant, infiltration un peu plus dense dans l'angle sterno-claviculaire.

A gauche en avant infiltration superficielle descendant vers la ligne axillaire avec frottements pleuraux ; en arrière, même lésion du sommet couvrant le lobe supérieur.

Du même côté gauche on trouve une bande

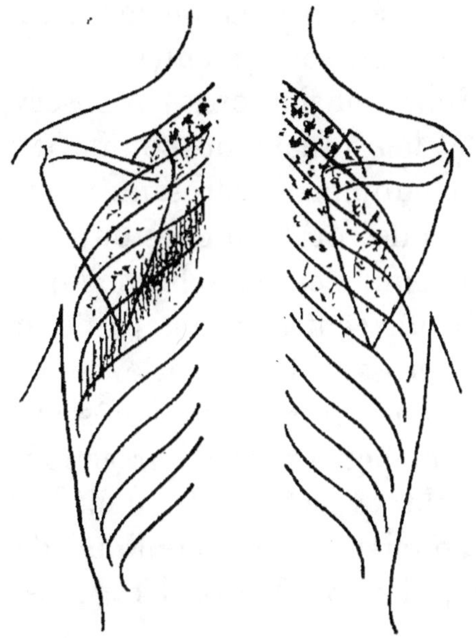

Fig. 19.

scissurale légèrement soufflante, chevrotante, avec quelques petits craquements au-dessus de l'angle inférieur de l'omoplate. Au-dessous, la respiration reparaît normale (fig. 18 et 19).

Cette lésion, identique à celle de l'observation précédente, se comporta comme elle. En quelques jours de repos absolu, le souffle disparut, et il ne resta sur la bande scissurale à sa partie moyenne qu'un petit foyer de craquements secs et de frottements pleuraux.

Nous pourrions multiplier ces exemples. Mais les faits de ce genre sont toujours les mêmes, qu'ils siègent à droite ou à gauche, et que la bande scissurale soit plus ou moins bien isolée des lésions sus ou sous-jacentes.

B. — Nous considérons les observations qui précèdent et leurs analogues comme des exemples de pleuro-pneumonies nécrosantes *avortées* de la marge scissurale ; ou bien elles ont avorté d'elles-mêmes parce que l'embolie bronchique qui a produit les foyers centraux n'a pas donné lieu au processus nécrosant, cette sorte de greffe bacillaire ne prenant point racine après avoir produit le premier choc et la première réaction locale ; ou bien elles ont avorté, parce que, le traitement qui leur convient étant appliqué dès les premiers jours, elles ont été bridées dans leur évolution.

Mais le choc embolique avait été suffisant pour donner lieu à la pleurite marginale de voisinage, sous forme de bande scissurale qui est restée épaisse et humide tant que l'état de fatigue a duré, qui s'est montrée à nous dans cet état de lame vibrante et chevrotante, qui enfin s'est desséchée en deux ou trois jours de repos absolu ne laissant à sa suite qu'une plaque de frottements secs.

L'aire inflammatoire de la marge scissurale

étant toujours d'une largeur notable, il est généralement impossible de préciser si, dans ces cas-là, l'embolie s'est logée dans le bord du lobe supérieur ou dans celui du lobe inférieur qui contribuent tous les deux à la délimitation de la scissure. Ce n'est que dans les pneumonies nécrosantes vraies qu'on peut faire semblable distinction.

Les foyers avortés laissent rarement des traces durables de leur rapide évolution. Ils constituent des incidents cliniques intéressants qu'il est utile de connaître, comme les autres pneumonies nécrosantes avortées dont nous avons déjà parlé, parce qu'il est bon pour le médecin de pouvoir mettre une étiquette sur l'attaque maladive, plus ou moins fébrile, plus ou moins douloureuse à laquelle ils donnent lieu ; parce que de ce diagostic précis et rapide il résulte une tranquillité de bon aloi et pour le malade et pour le médecin ; parce que, finalement, ce diagnostic impose de suite l'indication thérapeutique nécessaire et suffisante dans les cas de ce genre, c'est-à-dire le repos absolu au grand air. C'est le moyen de faire avorter le foyer, ou tout au moins de le brider dans son évolution si elle devait être plus grave.

C. — La légitimité de la conception de ces pleuro-pneumonies scissurales avortées s'établit facilement à l'aide d'observations comme la suivante, qui servent d'intermédiaires entre ces *avortées* et celles qui n'avortent pas, c'est-à-dire les vraies nécrosantes.

OBSERVATION. — Jeune homme de 25 ans, s'est guéri il y a un an d'une tuberculose disséminée du sommet droit. Rechute après une longue période de surmenage de toute espèce. Il vient au sanatorium huit jours après une crise fébrile très courte accompagnée d'un point de côté à droite, accident pour lequel il ne s'est pas alité 24 heures. La température est à peine de 37° le soir, l'expectoration se compose de quelque fragment purulent mélangé à deux ou trois crachats muqueux.

A l'auscultation on trouve dans le sommet droit des craquements plutôt secs avec un point plus humide dans l'angle interne de la fosse sus-épineuse. Mêmes signes en avant mais plus clair-semés.

Au niveau de la scissure on découvre une bande étroite légèrement soufflante et chevrotante. En la suivant vers son origine à la 4ᵉ vertèbre dorsale on constate un petit foyer plus dur à l'oreille, craquant à la toux et manifestement humide. A ce niveau la pression du doigt réveille une sensibilité douloureuse (fig. 20).

Le malade est mis au grand repos. En 48 heures la bande scissurale vibrante disparaît et se confond bientôt avec les frottements pleuraux légers du lobe inférieur. Mais le foyer craquant à la racine de la scissure reste perceptible pendant des semaines. Et il continue certainement à donner les quelques petits blocs purulents de l'expectoration matinale, car les crachats plus muqueux attri-

buables aux lésions du sommet sont bientôt dis-
parus.

Ce n'est qu'au bout de trois mois qu'on ne
trouve plus de traces de ce noyau scissural.

D. — En somme cette observation est calquée
sur les précédentes, bien que siégeant du côté

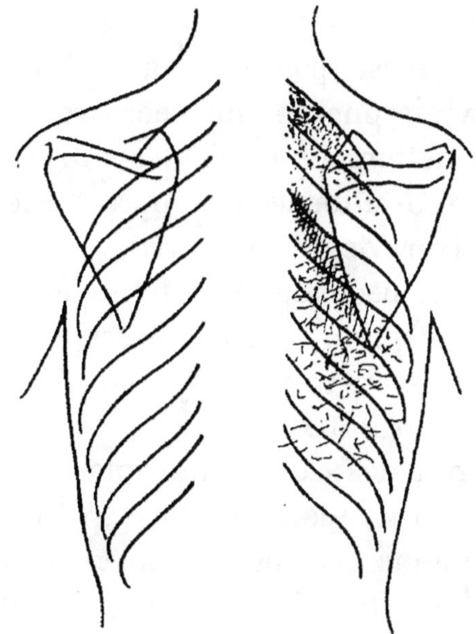

Fɪɢ. 20.

opposé, mais elle s'en distingue par la longue
durée de la médiocre désagrégation qui se fit au
centre du foyer pleuro-pneumonique. Et à ce point
de vue elle sert de trait d'union avec les faits dont
nous allons parler.

Nous ne reviendrons pas sur les destinées ultérieures de ces pleuro-pneumonies scissurales

avortées ou presque avortées. Nous avons suffi-samment parlé des reliquats scissuraux de ces bandes ou plaques pleurétiques.

2° *Les pleuro-pneumonies marginales nécrosantes.*

A. — Il n'est pas très rare d'observer des foyers de vraie pneumonie nécrosante marginale qui soient nettement isolés des autres lésions du poumon. Nous allons en rapporter quelques-uns choisis à divers degrés de gravité.

Mais il est beaucoup plus fréquent, surtout au début de l'affection, de trouver ces foyers plus ou moins perdus au milieu de lésions diverses, tuberculeuses ou non.

Cela tient à des causes multiples.

Tout d'abord le sommet correspondant est très souvent attaqué par la bacillose et la scissure n'est pas loin ; puis le foyer de pneumonie nécro-sante a déjà produit une bande de pleurésie mar-ginale, sans compter que la pleurésie a pu s'éten-dre à toute la surface sous-costale d'un lobe pulmonaire ; enfin les malades vont généralement trouver le médecin quand ils ne se tiennent plus, éreintés par le surmenage d'une vie active ou au moins sans repos notable ; sans compter encore que les lobes inférieurs du poumon peuvent eux-mêmes être malades.

Il résulte de tout cela et surtout des lésions produites par le surmenage que les symptômes d'auscultation des foyers pneumoniques scissuraux sont souvent, au premier examen, noyés dans les symptômes des lésions quelconques, fixes ou passagères, qui encombrent le poumon.

B. — Dans les cas les plus simples, presque schématiques d'emblée, le foyer a *vraiment l'air* d'occuper la ligne d'intersection des trois lames pleurales qui délimitent le liséré de la scissure, comme nous l'avons vu précédemment pour les pleuro-pneumonies avortées.

Observation. — Jeune femme de 3o ans, de souche arthritique sèche, grande nerveuse, jamais sérieusement malade avant ces deux dernières années. Elle se mit à tousser à la suite d'une grippe (?), et depuis, avec des périodes d'amaigrissement et des reprises de meilleure santé, est toujours restée souffrante, toussant et crachant plus ou moins.

A l'automne dernier, séjour au bord de la mer, surmenage mondain, aggravation notable de son état qui ne l'arrête pas dans sa vie active. Des hémoptysies surviennent, assez fréquentes, avec des accès de fièvre et des sueurs nocturnes. Il y a trois mois, nouvelle aggravation qui force la malade à se reposer.

La fièvre étant à peu près disparue, on l'engage à venir au sanatorium ce à quoi elle se décide tardivement.

A son arrivée l'auscultation montre (fig. 21) : Au sommet droit en arrière, des froissements insignifiants. Au sommet gauche en avant quelques crépitations sèches et des froissements.avec râles médiocres, vestiges d'une lésion disséminée en

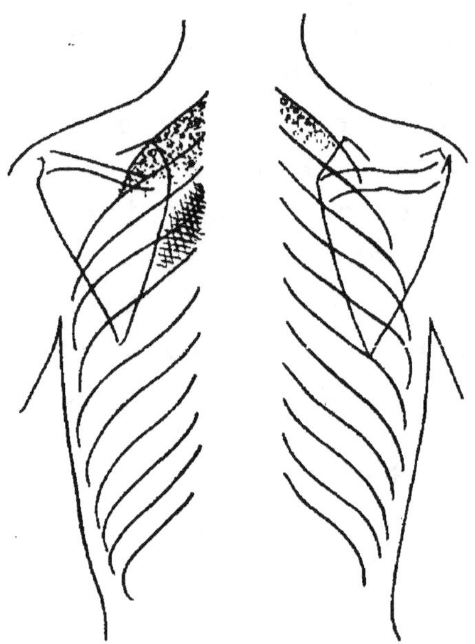

Fig. 21.

voie de dessiccation. La respiration y est sèche, la voix y retentit un peu.

Mais la lésion principale, active, est située plus bas, en arrière, au niveau de la 4e côte vers le rachis. La pression du doigt y est sensible, la matité s'y confond avec la submatité du sommet : à l'auscultation, souffle, craquements secs, avec parfois un râle humide ; bronchophonie haute et basse assez aigre. L'expectoration se compose de quelques crachats amygdaliens de petit volume.

Après deux mois de cure de repos, l'état général était devenu superbe, il ne restait de cette lésion qu'une plaque légèrement soufflante et bronchophonique. Les crachats purulents avaient disparu et l'expectoration matinale ne comprenait que quelques mucosités venant vraisemblablement du sommet.

Dans cette observation, le foyer pleuro-pneumonique, bien que n'ayant pas donné lieu aux signes nettement caverneux, s'était cependant désagrégé pendant plusieurs mois.

C. — Dans la suivante, nous allons voir une pneumonie analogue suppurer presque indéfiniment, véritable exutoire tuberculeux [1] entretenu par l'état constitutionnel du sujet.

OBSERVATION. — Jeune homme de 25 ans, de souche goutteuse et rhumatismale. Lui-même rhumatisant et cardiaque mitral avec état congestif permanent, migraines stomacales, obésité facile péniblement bridée par un régime sévère. Tousse depuis des années, sans grands accidents qu'une forte hémoptysie il y a deux ans. Mais depuis 6 mois il a facilement le crachement de sang matinal dès qu'il se nourrit un peu plus fortement.

1. Les exutoires tuberculeux du poumon. *Revue de médecine,* 1903.

A l'examen il présente : aux deux sommets en avant et en arrière une infiltration disséminée à peu près symétrique, plus étendue à droite. A la racine de la grande scissure droite il y a un foyer soufflant, craquant légèrement, xylophonique à

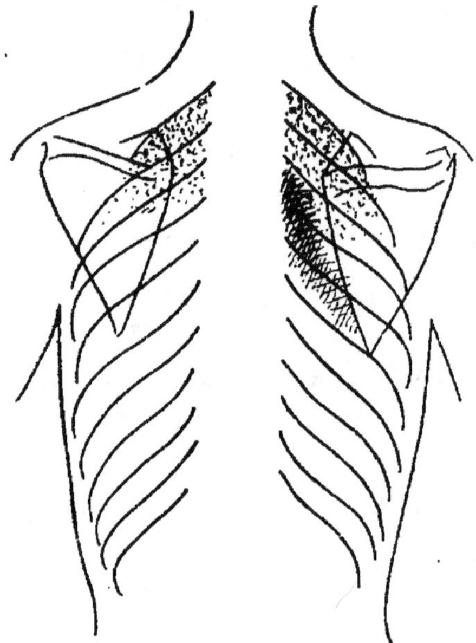

Fig. 22.

râles humides, prolongé sur le liséré scissural par une courte bande pleurétique chevrotante. L'expectoration comprend des crachats amygdaliens et des crachats plus muqueux répondant aux deux ordres de lésions (fig. 22).

Ainsi constitué ce foyer pneumonique nécrosant dura plus d'une année à notre observation,

sans compter le temps qu'il avait déjà duré antérieurement, soumis à des alternatives de dessiccation apparente et de retour de suppuration avec
ou sans mélange de sang dans les crachats amygdaliens, tous phénomènes en rapport avec l'état
variable de la crase sanguine. Pendant ce temps
la tuberculose disséminée des sommets s'était à
peu près desséchée et ne donnait plus son expectoration propre.

D. — Dans des formes aussi simples sans
grosses lésions de voisinage pouvant altérer la
physionomie du foyer pneumonique, on observe
des cas déjà plus sévères, au moins en apparence,
à cause des symptômes cavernuleux que présente
le foyer.

OBSERVATION. — Demoiselle de 27 ans de constitution sèche, grande nerveuse, tousse et crache
depuis longtemps. Mais étant donnée son insouciance pour sa santé, il est impossible de savoir à
quelle époque elle a éprouvé une aggravation plus
ou moins subite de son état, d'autant plus qu'elle
prétend ne jamais cracher.

A l'examen on trouve : à droite une lésion
disséminée du sommet qui d'arrière en avant va
contourner la face médiastine du lobe supérieur et
vient sortir dans l'angle sterno-claviculaire ; à
gauche infiltration disséminée plus bénigne, à
peine perceptible en avant.

Mais en arrière au niveau de l'origine de la
scissure, il y a un foyer mat, soufflant, à timbre

un peu caverneux, rempli de craquements et de
râles cavernuleux, donnant de la bronchophonie
aigre, vibrante (fig. 23).

L'expectoration est nulle jusqu'à présent, mais
dès le lendemain la malade bien convaincue que

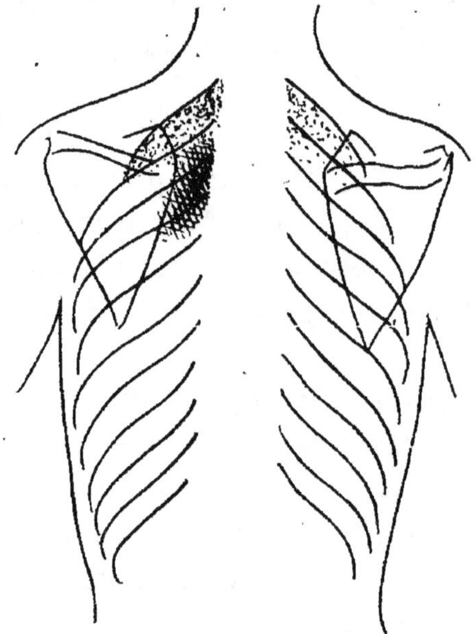

Fig. 23.

sa lésion doit donner lieu à des crachats, rend
quelques blocs purulents bursiformes caractéristiques, mélangés à des produits muco-purulents,
provenant vraisemblablement de ses lésions vulgaires des sommets.

En peu de temps le foyer perdit ses signes cavernuleux et suppura comme un foyer de ramollissement vulgaire avec craquements et râles humides. Deux mois plus tard les crachats de désagrégation avaient disparu et il restait simplement à l'origine de la scissure un foyer soufflant, vibrant à la voix, dans lequel la toux réveillait quelques froissements superficiels.

E. — Dans les observations qui précèdent il s'agit de pleuro-pneumonies marginales, nécrosantes il est vrai, mais en somme superficielles pour le parenchyme du poumon et d'allure absolument bénigne.

Par des formes intermédiaires on arrive graduellement à l'étude des pleuro-pneumonies marginales nécrosantes d'allure plus sévère dont nous allons relater quelques exemples.

Voici en premier lieu un foyer pneumonique déjà caverneux, mais si bien délimité et isolé des médiocres lésions voisines qu'il constituait pour ainsi dire toute l'affection pulmonaire.

OBSERVATION. — Homme de 35 ans, grand, maigre, de souche goutteuse, traîne depuis au moins trois ans une tuberculose bénigne des deux sommets, dont les périodes d'activité ont été soignées à maintes reprises pour des attaques de grippe. La plus grave et la dernière remonte à 4 mois. Depuis cette époque le malade expectore régulièrement, n'a plus de fièvre notable le soir, mais a maigri considérablement, malgré qu'il ait cessé ses occupations.

Il vient au sanatorium et l'examen de la poitrine montre ce qui suit (fig. 24).

Au poumon gauche, sous la clavicule, quelques fins craquements rares et secs. Au côté droit, en

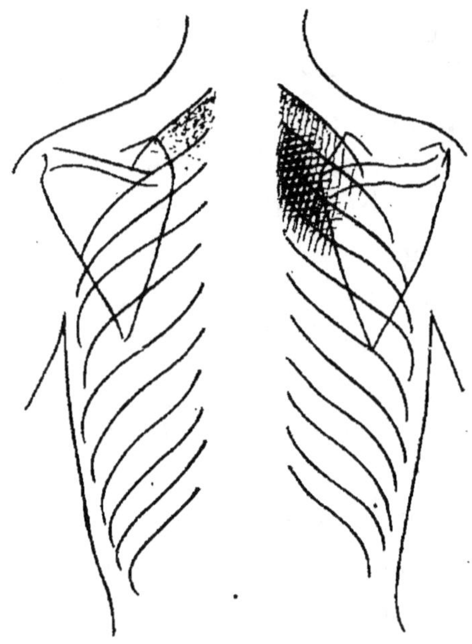

Fig. 24.

avant, quelques craquements un peu plus humides, sans induration notable, sans souffle. En arrière, du même côté, matité du lobe supérieur, vibrations très exagérées, surtout vers le rachis ; point douloureux très net à la pression du doigt à la racine des 3e et 4e côtes.

A l'auscultation, le sommet lui-même est rude

et donne quelques bruits humides sans caractères spéciaux.

Mais le long du rachis, sur l'origine de la scissure et surtout au-dessus d'elle existe un foyer nettement limité, à souffle tubaire intense, caverneux, à craquements xylophoniques, à bronchophonie aigre haute et basse. A la toux les craquements et les râles au centre du foyer prennent franchement le timbre caverneux (fig. 24).

L'expectoration se compose presque uniquement de 12 à 15 crachats amygdaliens dans les 24 heures.

La marche régulière vers la guérison, telle que nous l'avons décrite antérieurement, ne s'accompagna d'aucun incident. Après une année de traitement il ne restait plus dans l'angle du lobe supérieur qu'un foyer soufflant, bronchophonique sans aucun bruit adventice, et qui, par la suite, s'effaça de plus en plus.

Bien que cette pleuro-pneumonie nécrosante fût aussi bien délimitée que possible, on peut cependant remarquer sur le croquis que son foyer dépasse légèrement par en bas la ligne scissurale.

Il en est toujours ainsi, croyons-nous, et cela doit tenir à ce fait que la pleurite métapneumonique retentit sur la partie voisine du lobe inférieur qui, dans une certaine mesure, participe à la congestion péripneumonique.

Plus on observe à leur début les pneumonies marginales, plus on trouve accentuée cette propagation inflammatoire au delà de la scissure. Et nous avons déjà signalé plus haut que nombre de pleuro-pneumonies bénignes semblaient être *à cheval* sur la marge de l'interlobe.

Voici un cas de caverne pneumonique encore en pleine fonte purulente où ce dernier phénomène

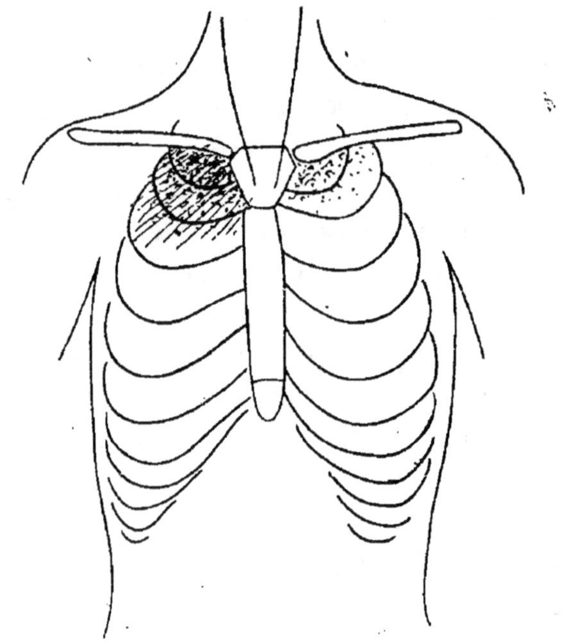

Fig. 25.

est plus accentué, bien que le foyer siégeât nettement au-dessus de la scissure.

Observation. — Jeune homme de 24 ans, de souche robuste et de forte constitution par lui-même. A l'âge de 10 ans, il aurait traîné pendant 18 mois une bronchite dont il s'est bien remis.

Sa santé est restée bonne jusqu'à il y a trois mois (?). Éreinté par tous les excès possibles, il maigrit, tousse, crache, continue malgré tout à s'amuser. Il est arrêté il y a vingt jours par un point de côté violent à droite, la fièvre s'installe

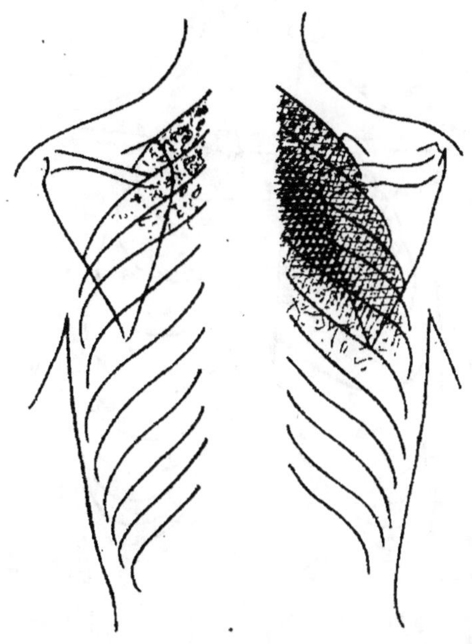

Fig. 26.

intense, 39° tous les soirs. Après un repos relatif chez lui, il vient au sanatorium, encore grand fébrile. A l'examen de la poitrine, on constate (fig. 25 et 26) :

A gauche, infiltration bénigne du sommet.

A droite, en avant, infiltration, respiration rude, râles humides. En arrière, souffle intense couvrant tout le tiers supérieur, craquements humides, bronchophonie au sommet. Plus bas, foyer nettement circonscrit au niveau de la 4e côte, avec matité absolue, vibrations thoraciques très exagérées, souffle caverneux, craquements et râles

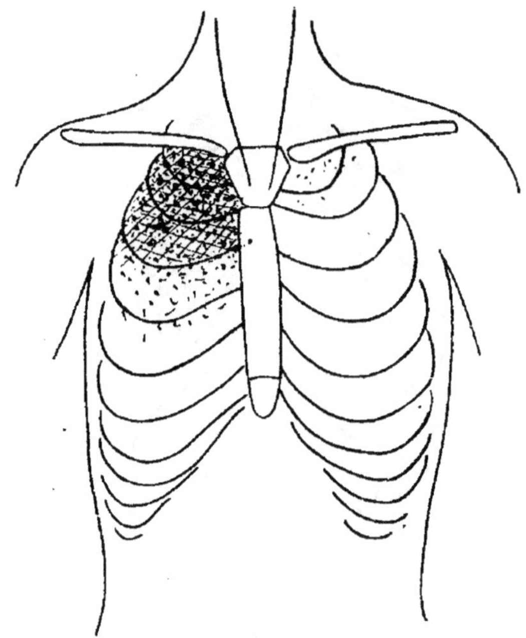

Fig. 27.

caverneux, pectoriloquie, tous symptômes majorés par la toux. Tout cela cesse assez brusquement par en bas et fait place à la respiration normale après quelques bruits humides et quelques froissements pleuraux. Expectoration abondante de crachats bursiformes et nummulaires.

Malgré la gravité de ces symptômes, la cure

méthodique fait tomber complètement la fièvre en
5 semaines ; le malade engraisse de 8 kilogrammes
en 4 mois, son état général devient superbe. Après
la disparition des signes caverneux, le foyer s'oblitère graduellement et l'expectoration devenue insignifiante, muco-purulente, paraît provenir bien

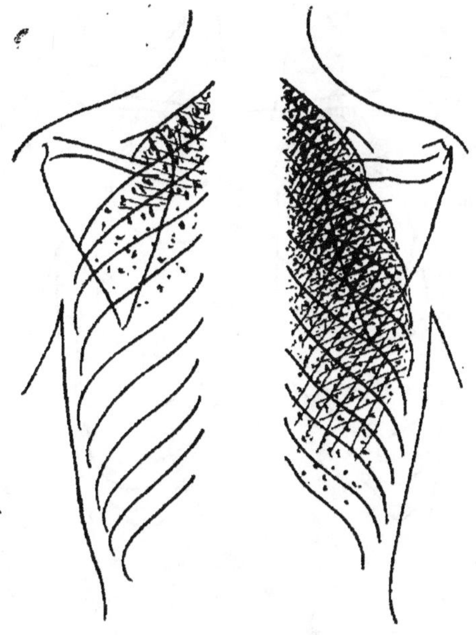

Fig. 28.

plus de l'ancienne lésion du sommet que de la
précédente caverne. C'était la guérison assurée.
Mais malgré tous les avis, le jeune homme se sentant revenu à la santé ne put résister aux attraits
de son existence antérieure. Un an plus tard, il
mourait de phtisie vulgaire.

F. — Voici maintenant une pleuro-pneumonie

marginale très simple encore, mais qui devait fatalement faire égarer le diagnostic, par suite de l'encombrement pulmonaire qui masquait absolument les signes propres de la lésion.

OBSERVATION. — Homme de 3o ans, de robuste

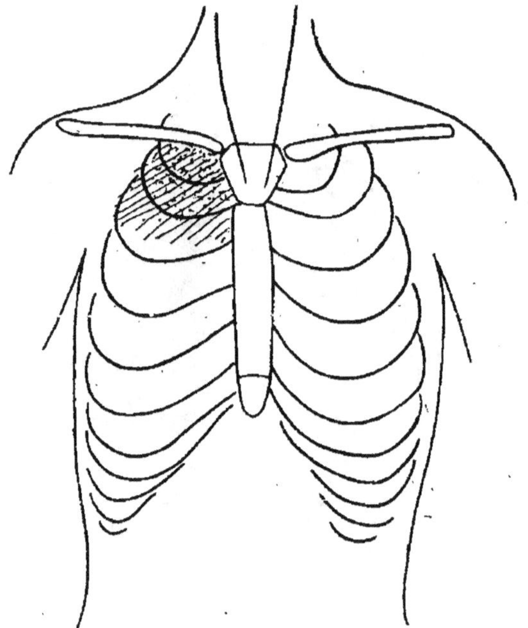

FIG. 29.

constitution, sans maladies dans son enfance. Des habitudes d'alcoolisme très précocés amenèrent peu à peu une gastrite chronique, un état névropathique intense, puis survinrent des adénites cervicales, des troubles laryngés, un amaigrissement et un affaiblissement progressifs qui ne laissèrent point de doute sur l'envahissement bacillaire. Le surmenage et les excès continuant, le malade fut pris assez brutalement, il y a trois mois, d'une attaque fébrile qui le mit au lit. Température vespérale entre 39°,5 et 40°, avec toux violente et sueurs abondantes.

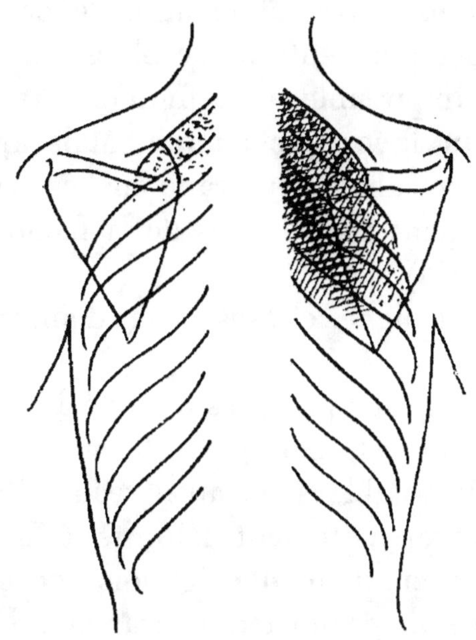

Fig. 3o.

Le malade vient au sanatorium dans un état de délabrement complet et encore grand fébrile.

A l'examen de la poitrine on constate ce qui suit (fig. 27 et 28).

Poumon gauche, presque rien en avant, infiltration assez dense en arrière sur le tiers supérieur.

Poumon droit, large infiltration dense, souf-

flante, avec gros râles humides et forte bronchophonie. En arrière, tout le poumon paraît infiltré ;
forte matité, souffle intense, râles humides, craquements, forte bronchophonie, un peu aigre dans
la moitié supérieure. L'extrême base seule respire
à peu près.

Expectoration très abondante de crachats arrondis muco-purulents et de blocs amygdaliens.

Il était impossible à ce moment de songer à
localiser un foyer quelconque. Mais après huit
jours de repos absolu au grand air, les symptômes
locaux s'étaient transformés de la façon suivante
(fig. 29 et 30).

Poumon gauche, choses insignifiantes au sommet.

Poumon droit à peu près nettoyé dans ses deux
tiers inférieurs ; le sommet râle et craque, mais
sans souffle notable. Mais au niveau de la 4ᵉ côte,
il y a un foyer nettement délimité, très mat, très
soufflant, à craquements de bois sec et à râles
cavernuleux, à pectoriloquie franche. En avant,
sous la clavicule, symptômes très atténués de l'infiltration du sommet. L'expectoration est réduite
à une vingtaine de crachats amygdaliens et muco-
purulents.

Peu à peu le foyer pleuro-pneumonique, qui,
au début, paraissait chevaucher sur l'origine de
la scissure, se limita nettement au-dessus d'elle,
en la suivant un peu comme un fragment d'écharpe
vers l'angle de l'omoplate.

C'était en somme une pleuro-pneumonie marginale du lobe supérieur, très simple par elle-même, mais ayant donné lieu à un état congestif énorme de tout le poumon, encore accru par les conditions de surmenage du sujet.

Cette observation montre bien l'influence étonnante que peuvent avoir ces lésions d'encombrement sur le diagnostic. Étant donnés l'état fébrile intense, l'énorme expectoration et l'état général déplorable du malade, il était presque impossible, avec des symptômes locaux aussi graves, de ne pas juger désastreuse à brève échéance la situation d'un tuberculeux qui, quelques mois plus tard, pouvait se considérer comme guéri.

G. — Nous pourrions multiplier les faits de ce genre, mais ces quelques observations suffisent pour mettre en relief les pleuro-pneumonies nécrosantes marginales. Leur étude est simple en résumé, et quelle que soit leur gravité comme évolution caverneuse, elles sont caractérisées essentiellement par deux groupes de symptômes. D'une part leurs signes pleuro-pneumoniques se manifestent *sous l'oreille même de l'observateur* ; d'autre part elles guérissent aussi *sous l'oreille de l'observateur*, en laissant après elles, comme dernier vestige du foyer, des phénomènes superficiels légitimement attribuables à la plèvre marginale et sous-costale, phénomènes superficiels qui peuvent fort bien d'ailleurs disparaître en un temps variable.

Avant de passer à l'étude des pleuro-pneumonies scissurales profondes nous devons attirer brièvement l'attention des cliniciens sur l'une des pleuro-pneumonies marginales que nous venons de décrire. Il s'agit de la pleuro-pneumonie angulaire du lobe inférieur.

3° *La pneumonie angulaire pleurétogène.*

A. — Parmi les pleuro-pneumonies nécrosantes marginales, il en est une qui nous semble mériter une mention spéciale.

Elle occupe l'angle supéro-interne du lobe infé-rieur, au-dessous de l'origine rachidienne de la grande scissure, elle s'accompagne d'une pleurite membraneuse qui recouvre plus ou moins la sur-face sous-costale de ce lobe.

En raison de ces éléments multiples il est dif-ficile de la désigner par un nom simple. Mais jusqu'à plus ample informé on pourrait l'appeler du nom assez barbare d'ailleurs, de pneumonie angulaire pleurétogène.

Notons de suite que la pleuro-pneumonie nécrosante angulaire peut exister sans pleurite périlobaire. Nous en avons observé un cas qui s'est d'ailleurs fort bien comporté, mais nous n'en saurions dire plus sur cette dérogation à la règle générale.

D'autre part, il ne faudrait pas confondre avec

cette pneumonie angulaire, toujours lésion franchement parenchymateuse, à la fois profonde et marginale, les petites pleuro-pneumonies nécrosantes *superficielles de la marge* que nous avons surtout décrites plus haut.

Ces dernières peuvent, il est vrai, siéger au voisinage immédiat du rachis sur l'origine de la grande scissure, mais étant essentiellement marginales elles donnent plutôt lieu à la bande pleurétique scissurale qu'à la pleurite diffuse sur le lobe inférieur.

B. — La pneumonie angulaire avec sa pleurésie membraneuse descendante nous paraît constituer au contraire un type clinique bien particulier. Nous en avons observé une douzaine de cas, tantôt sur le poumon gauche, tantôt et plus souvent sur le droit, et l'on peut brièvement en fixer la physionomie générale de la façon suivante.

Un tuberculeux porte une lésion vulgaire au sommet avec une expectoration variable. Sous l'influence du surmenage très probablement (car sur douze cas nous ne voyons qu'un seul malade atteint au repos, à la fin d'une typhoïde relativement bénigne), l'attaque secondaire se produit généralement sans grand fracas symptomatique. Mais cependant nous notons toujours un relèvement de la température habituelle, une recrudescence de la toux et une sensation douloureuse vers le rachis, spontanée et à la pression du doigt.

Au premier examen qu'on fait de tels malades,

on ne trouve pas toujours le foyer pneumonique,
à moins qu'on ne le cherche de parti pris par
l'auscultation minutieuse et par la douleur qu'on
peut provoquer vers le rachis. Mais ce qui frappe

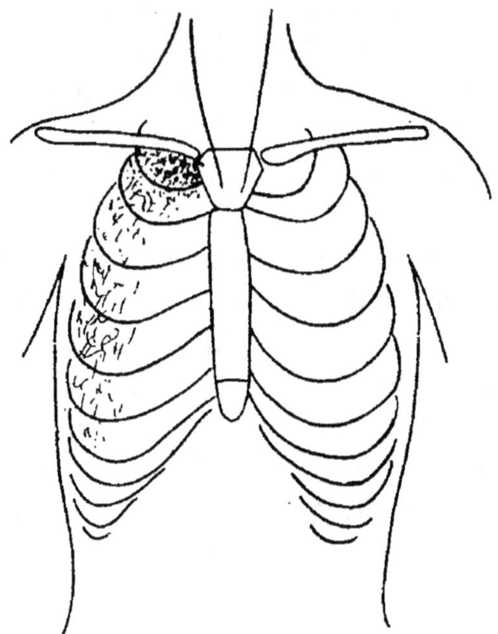

Fig. 31.

avant tout c'est une pleurésie sèche, bruyante
qui recouvre bientôt une étendue notable du lobe
inférieur. De sorte que l'on croit à l'existence
d'une simple poussée pleurétique postérieure.

Mais le diagnostic est bientôt fixé par la constatation, dans l'angle vertébro-scissural inférieur
d'un point rude, plus ou moins soufflant à la res-

piration forte, craquant à la toux, vibrant à la voix, souvent clairement bronchophonique à la voix basse. La pression du doigt y réveille douleur et réaction de défense musculaire.

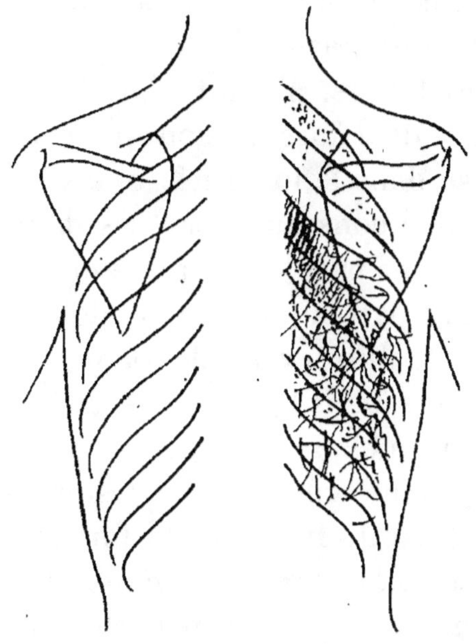

Fig. 32.

En même temps le lobe inférieur frotte manifestement, la respiration y est mélangée des bruits humides du catarrhe sous-pleural, et la lésion dans son ensemble peut se représenter par les schémas (fig. 31 et 32).

L'expectoration produite par le foyer nécrosant se dénonce nettement dans les cas où, la tuberculose du sommet ne donnant que des crachats muco-purulents, on voit apparaître quelques petits blocs de désagrégation entiers ou déchiquetés, facilement reconnaissables soit d'avec les précédents soit d'avec ceux que fournit le catarrhe sous-pleural du lobe inférieur.

Dans le cas au contraire où la lésion du sommet donne lieu à des crachats de désagrégation plus ou moins caractérisés, il faut s'en rapporter aux seuls signes de l'auscultation pour apprécier ce qui se passe dans le foyer nécrosant.

C. — Ainsi constituée par ces deux éléments morbides, d'une part le foyer pneumonique angulaire, d'autre part la pleurite périlobaire, l'affection prend des allures variables dans son évolution.

Dans un cas nous l'avons vue guérir très rapidement, en quelques semaines, chez un jeune homme presque guéri d'une lésion disséminée du sommet droit. Il avait été forcé de faire un voyage assez mouvementé et nous avait rapporté une pneumonie angulaire pleurétogène du même côté. Dès son retour, un peu fébrile encore, il eut une hémoptysie bénigne bien qu'assez traînante, provenant manifestement du même foyer.

Après une période de désagrégation médiocre, la pneumonie se dessécha très vite, la pleurite membraneuse disparut concurremment et peu de temps après on ne trouvait guère de traces de l'accident.

Mais il s'agit là d'un fait qu'on peut qualifier d'extraordinaire, jusqu'à présent tout au moins.

La pleuro-pneumonie angulaire en effet nous a presque toujours paru une affection rebelle, lente à se guérir, et trop souvent disposée à tourner à l'exutoire tuberculeux du poumon.

Elle est sujette à des périodes d'accalmie qui font volontiers croire à sa guérison prochaine ; elle est sujette à des reprises d'activité qui remettent tout en question. Le foyer craque, résonne et suppure à nouveau ; la pleurite qui semblait desséchée redevient humide et reste bruyante tant que dure l'activité nouvelle du foyer pneumonique.

Les hémoptysies sont fréquentes, parfois tenaces.

En somme la pneumonie angulaire paraît beaucoup plus susceptible que maints autres foyers nécrosants siégeant partout ailleurs.

Nous avons déjà cité un malade qui l'avait conservée à l'état d'exutoire pendant bien longtemps. Nous pourrions raconter l'histoire d'un jeune homme qui depuis 5 ans porte une pneumonie angulaire à foyer devenu insignifiant avec sa pleurite périlobaire tenace. Il passe d'ailleurs pour être guéri, et en réalité il se porte fort bien, grâce à une hygiène alimentaire sévère qui bride les réactions variées de sa lésion.

Chez un autre jeune homme nous avons vu guérir seulement après trois années une pneumonie angulaire. Le malade a pu reprendre une vie active.

Empressons-nous d'ajouter que l'on voit parfaitement la même affection guérir en six mois de traitement, ce qui est un délai très ordinaire pour les pneumonies nécrosantes bénignes.

D. — En présence de la ténacité parfois désespérante de cette affection, on se demande naturellement quelle peut en être la cause.

Sans chercher bien loin, et sans vouloir scruter l'état constitutionnel des sujets qui peuvent à la rigueur être prédisposés à transformer un foyer nécrosant en exutoire tuberculeux, il est peut-être rationnel de mettre en avant les conditions anatomiques un peu particulières dans lesquelles se développe et évolue la pneumonie angulaire.

Cette lésion se loge dans l'angle vertébro-scissural du lobe inférieur, c'est-à-dire dans une pointe de parenchyme pulmonaire engaînée par la convergence de trois feuillets pleuraux qui dessinent là un cul-de-sac, une sorte de doigt de gant évasé.

A l'état normal cette languette pulmonaire doit avoir ses mouvements d'expansion et de retrait aussi souples que le reste du poumon. Mais à l'état pathologique il doit en être tout autrement. Lorsque par inflammation plastique ce cul-de-sac pleural est fixé, épaissi et adhérent aux tissus pleuro-pulmonaires qui l'entourent, il doit former un sac rigide et peu capable de revenir sur lui-même.

Il résulte de cette disposition, que le foyer pneumonique qui vient à se loger dans cette languette de poumon doit trouver dans la rigidité de cette gaine pleurale un obstacle considérable à sa guérison.

Nous proposons cette explication, la donnant pour ce qu'elle vaut, car toute plausible qu'elle paraisse, nous ne saurions en démontrer la légitimité.

Quoi qu'il en soit, le fait clinique est indiscutable, la pleuro-pneumonie angulaire a une grande tendance à s'éterniser à l'état d'exutoire tuberculeux et il nous a semblé utile d'insister sur cette notion qui peut mettre le médecin à l'abri d'erreurs de pronostic en présence d'une affection paraissant en général assez bénigne au premier examen. D'autant plus qu'à son début apparent, c'est souvent la pleurite membraneuse périlobaire qui attire l'attention, masquant absolument le foyer parenchymateux.

Il arrive alors qu'on diagnostique une simple poussée pleurale sèche qu'on s'étonne ensuite de ne pas voir guérir plus vite, jusqu'au jour où l'auscultation fait découvrir la petite pneumonie déjà ramollie à son centre.

Au point de vue thérapeutique, il ne faut pas oublier que cette affection devient souvent un véritable exutoire, et que, s'il est vraisemblable d'une part que la disposition anatomique du foyer suppurant joue son rôle dans cette marche lente et désespérante, il nous semble bien établi d'autre part que cet exutoire est souvent entretenu par une hygiène alimentaire défectueuse. Et alors mettre le doigt sur l'erreur, c'est formuler du coup le traitement le plus propre à favoriser la guérison de l'affection.

III. — LES PLEURO-PNEUMONIES SCISSURALES PROFONDES

Les pleuro-pneumonies scissurales profondes ont des allures toutes différentes.

Théoriquement leur foyer ne touchant pas la marge scissurale, leurs symptômes d'auscultation *ne peuvent être sous l'oreille* de l'observateur, puisque le bloc pneumonique est séparé de la cage thoracique par une épaisseur quelconque de tissu pulmonaire sain ou altéré de façon variable mais point hépatisé.

Mais en pratique il en est tout autrement, au moins en apparence, et de ce fait nous savons déjà le pourquoi, c'est que le bloc pneumonique, appliqué sur les profondeurs de l'interlobe, provoque par pleurite membraneuse et adhésive des lames pleurétiques capables de transmettre à la marge scissurale les bruits qui prennent naissance dans ce foyer.

Il faut donc s'attendre à percevoir *sous l'oreille*, sur le trajet de la marge scissurale, en un point quelconque de ce trajet, et avec une intensité et un timbre variables, les bruits pleuro-pneumoniques profonds.

La difficulté est alors de distinguer *ces bruits propagés* des *bruits autochtones* que donnerait une pleuro-pneumonie marginale siégeant dans le territoire correspondant. C'est la question que nous nous efforcerons de tirer au clair au moyen d'observations aussi typiques que possible.

Cette étude des tuberculoses scissurales profondes est forcément difficile et compliquée. Difficile dans les conditions où nous l'entreprenons, puisque tout contrôle anatomique nous fait défaut ; compliquée pour les raisons multiples que nous allons signaler.

Nous venons de dire à l'instant que les pleuropneumonies profondes transmettaient leurs bruits propres à la marge scissurale, comme les pneumonies marginales elles-mêmes.

Mais il y a bien autre chose.

Il y a les lésions tuberculeuses préexistantes ou concomitantes du sommet et d'ailleurs au besoin, qui embrouillent les symptômes, surtout quand la pneumonie est au lobe supérieur.

Il y a les pleurésies plus ou moins membraneuses, adhésives, sèches et le plus souvent infiltrées de liquide, qui trop souvent partent de la marge scissurale pour aller recouvrir tout un lobe, l'inférieur en général.

Il y a enfin les lésions d'encombrement du poumon, qui sont de deux catégories. Les unes sont, comme nous l'avons signalé déjà, produites par la congestion péri-inflammatoire du foyer pneumonique ; nous savons qu'elles durent tant que dure la *période de formation* de ce foyer. Les autres sont dues au surmenage, parce que le malade n'a pas suivi jusque-là l'hygiène qui lui convient. Nous savons combien elles peuvent être importantes, comment elles peuvent masquer totalement les signes locaux de la pneumonie, tant que la cure de repos n'a pas été instituée dans toute sa rigueur.

Et encore ici faut-il distinguer les lésions d'encombrement inflammatoire ou de surmenage, suivant leur durée, les unes *plutôt congestives*, capables de se résoudre en peu de jours ou de semaines, les autres *plutôt plastiques*, plus rebelles au processus de résolution et parfois même irréductibles en majeure partie.

Or quel est le résultat de tous ces processus concomitants? C'est évidemment la production d'appareils de résonance et de transmission des bruits, tant à l'intérieur du poumon qu'à sa surface.

A l'état sain, le parenchyme pulmonaire est un conducteur médiocre des sons ; témoins les cavernes profondes muettes ou à peu près comme on en voit souvent. Mais quand ce parenchyme est condensé, il transmet, il amplifie les bruits du voisinage, de même que les lames pleurétiques transmettent au loin sur un timbre variable ces mêmes bruits.

C'est au milieu de toutes ces difficultés qu'il

faut essayer d'interpréter la symptomatologie si spéciale des lésions scissurales profondes.

Aussi nous avons multiplié les schémas (bien primitifs à la vérité) à côté des descriptions.

Etant donnée l'importance des lésions d'encombrement, nous avons dû souvent employer deux schémas successifs, l'un correspondant à la première auscultation, l'autre retraçant au mieux possible l'état des choses après désencombrement.

Disons pour terminer ces préliminaires qu'il ne faut pas oublier la différence de conformation des scissures dans les deux poumons. De ce fait qu'il y a deux lobes du côté gauche et trois du côté droit, il faut prévoir, dans les symptômes des pleuro-pneumonies profondes, des variantes très notables à cause de la branche horizontale de la scissure droite.

2° Tout d'abord il y a des pleuro-pneumonies juxta-scissurales profondes qui ne donnent pas lieu à des lames de pleurite capables de transmettre leurs bruits à la marge scissurale. En voici un cas aussi démonstratif qu'il est possible en l'absence de nécropsie.

OBSERVATION. — Un jeune homme de plutôt chétive constitution se présente avec les symptômes thoraciques suivants du côté droit.

En avant sur le lobe supérieur, submatité, vibrations exagérées, pas de souffle notable, légère bronchophonie, quelques râles humides à la toux et frottements pleuraux à peu près secs recouvrant toute la zone mammaire antérieure et externe vers l'aisselle (fig. 33 et 34).

En arrière submatité généralisée, vibrations un peu exagérées, surtout en haut, respiration diminuée partout mais rude et un peu soufflante dans

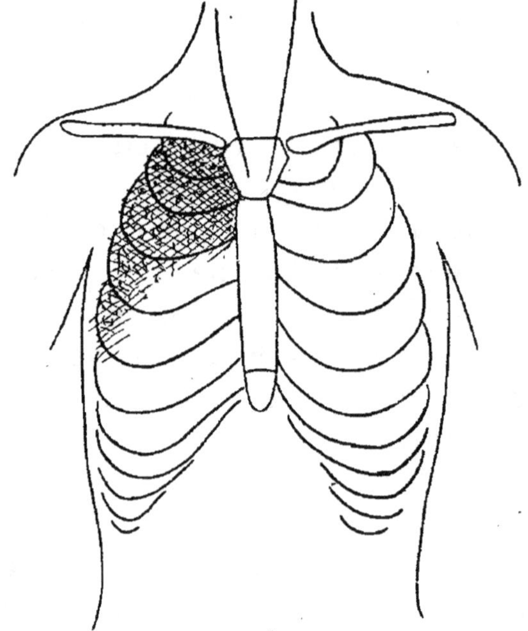

Fig. 33.

la zone sus-épineuse; bronchophonie simple au sommet où la toux fait éclater quelques craquements humides.

Au niveau de l'origine de la quatrième côte environ, la toux profonde réveille quelques râles humides, gras, semblant venir de la profondeur, sans souffle particulier, sans le moindre râle caverneux, sans bronchophonie spéciale haute ou basse, sans trace de pectoriloquie.

Sur tout le reste du poumon jusqu'en bas, et en contournant là région de l'aisselle, bruits de frottements humides ne laissant aucun doute sur

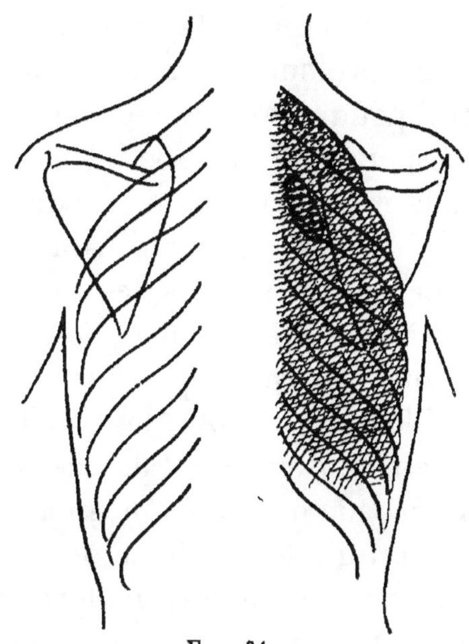

Fig. 34.

l'existence d'une pleurésie membraneuse généralisée.

Expectoration très abondante ; une centaine de crachats par vingt-quatre heures, mélange de crachats nummulaires types, de bursiformes et de muco-purulents simples.

Bacilles de Koch très abondants.

Température presque normale le matin : le soir 37°,5 ; sueurs légères pendant la nuit.

Les commémoratifs permettent de rétablir l'histoire des accidents et de diagnostiquer une lésion ancienne du sommet droit, de date indéterminée, qui s'est compliquée, il y a trois mois environ, d'un accident fébrile secondaire, soit une pneumonie nécrosante juxta-scissurale logée probablement en profondeur dans la base du lobe supérieur du poumon ou encore sous la face scissurale correspondante du lobe inférieur.

Le malade mis à la cure d'air commença par se comporter suivant le mode habituel pour les cas de ce genre. En peu de temps la pleurésie membraneuse qui enveloppait le poumon se sécha, les frottements disparurent presque, la respiration reparut meilleure partout ; les crachats muco-purulents cessèrent avec le catarrhe sous-pleurétique, et le malade ne rendit plus dans les vingt-quatre heures qu'une trentaine de crachats, les uns nummulaires, les autres bursiformes, ces derniers indiquant que la désagrégation du foyer pneumonique n'était pas encore terminée.

L'amélioration s'accentua pendant sept semaines, le malade restait levé toute la journée.

A aucun moment, malgré la fréquence des auscultations, il ne nous fut possible de découvrir le moindre symptôme caverneux dans la région où tout faisait supposer l'existence de la caverne pneumonique.

Nous avons là un bel exemple de ramollissement cavitaire sans signes cavitaires. On peut se
demander à la rigueur si la pneumonie nécrosante n'était pas simplement intralobaire. Mais la
suite de l'observation relatée en détail dans un
autre travail[1] démontre assez clairement qu'elle
était bien juxta-scissurale profonde, car peu de
temps après elle s'est ouverte dans l'interlobe.

Il faut toujours en conclure que la pleurite
métapneumonique ne dépassait guère les limites
du foyer, et qu'en tout cas cette pleurite n'avait
atteint la marge scissurale en aucun point.

3° Voici maintenant un cas de pleuro-pneumonie nécrosante profonde, mais presque sous-marginale postérieure qui va mettre en évidence
l'évolution des lames pleurétiques interlobaires auxquelles nous faisons jouer un si grand rôle dans
la symptomatologie des lésions scissurales.

OBSERVATION. — Jeune homme tuberculeux du
sommet droit depuis un an, ayant subi une foule
d'accidents hémoptoïques ; a toujours travaillé. Il
y a un mois, éclata brusquement l'affection aiguë
qui l'amène au sanatorium. Les grands accidents
fébriles ont cédé il y dix jours. A l'examen de la
poitrine, on constate que les lésions d'encombrement ne sont pas encore disparues, mais on peut
préciser la nature de l'affection (fig. 35 et 36).

Poumon gauche vraisemblablement sain.

1. Le pneumothorax scissural. *Archives gén. de médecine*, 1905.

Au poumon droit en avant, lésions assez étendues de tuberculose disséminée, avec craquements et râles sous la clavicule. En arrière, infiltration du lobe supérieur pour le moins ; respiration rude ; peu de râles au sommet.

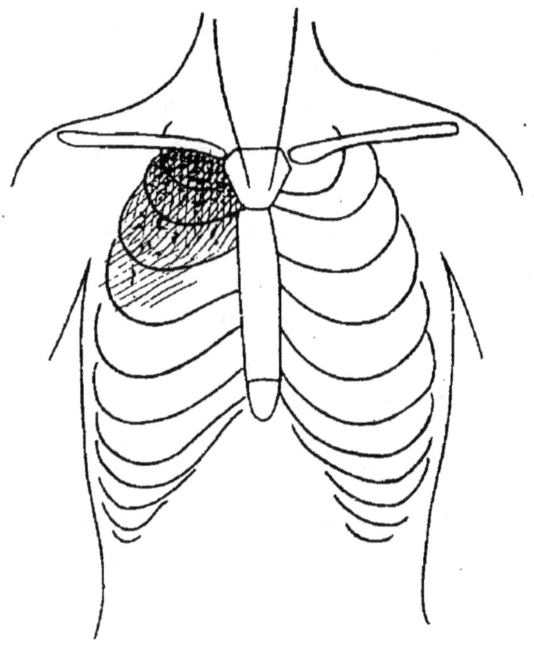

Fig. 35.

Sur le trajet de la scissure, bande étroite soufflante, craquante, bronchophonique à timbre clair, chevrotante à la voix basse. La toux réveille là, avec maximum sur la partie moyenne de la bande, le timbre cavernuleux de tous ces bruits. Mais point de souffle tubaire en plaque sous l'oreille, comme on le trouve dans les pleuro-pneumonies marginales. Il semble bien que le bloc pneumonique est sous la partie moyenne de la scissure postérieure, peu éloigné de la marge, mais ne la touchant pas immédiatement.

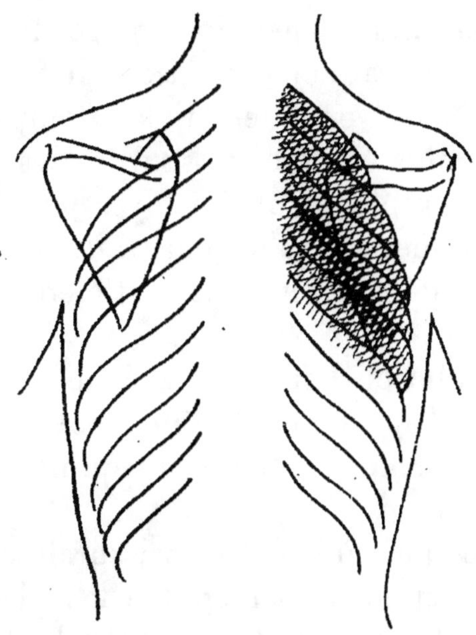

Fig. 36.

La suite de l'observation démontra la justesse de ce diagnostic.

En effet, cette pleuro-pneumonie guérit complètement en quinze mois. Depuis longtemps le sommet du poumon au-dessus de la scissure avait à peu près recupéré sa respiration, et c'est en avant sous la clavicule qu'on trouvait persistants les restes, encore bruyants, de la lésion nodulaire primitive.

Lorsque les crachats de désagrégation cessèrent peu à peu pour faire place au mélange matinal des petits débris purulents et de crachats muco-purulents, les bruits marginaux s'atténuèrent les premiers et finirent par disparaître totalement, tandis qu'au niveau, en projection, du foyer pneumonique supposé, on entendait longtemps encore, de plus en plus éloignés et sourds, les râles humides de ramollissement. Le foyer pneumonique s'enfonçait à mesure qu'il guérissait.

Cela pour démontrer qu'il était bien juxta-scissural profond.

Mais l'évolution heureuse de cette affection fut entrecoupée d'accidents et d'incidents nombreux et variés. Nous n'en retiendrons qu'un pour l'instant.

A une époque où la bande scissurale chantante était encore nettement perceptible, le malade, après une fatigue, fut pris de fièvre et de douleurs thoraciques toutes particulières. Les points de côté étaient multiples comme douleur spontanée ou réveillée par la toux ; mais à la pression du doigt on pouvait dessiner les émergences de cette douleur, en partant de la scissure postérieure jusque vers l'angle de l'omoplate, et de là vers l'aisselle et en avant jusque sur le trajet de la quatrième côte dans la région sus-mammaire.

L'auscultation montrait simplement un retentissement anormal des bruits scissuraux en arrière, en même temps que l'expectoration augmentait pendant deux ou trois jours.

Mais le fait le plus remarquable fut l'apparition en avant vers la quatrième côte, au niveau du

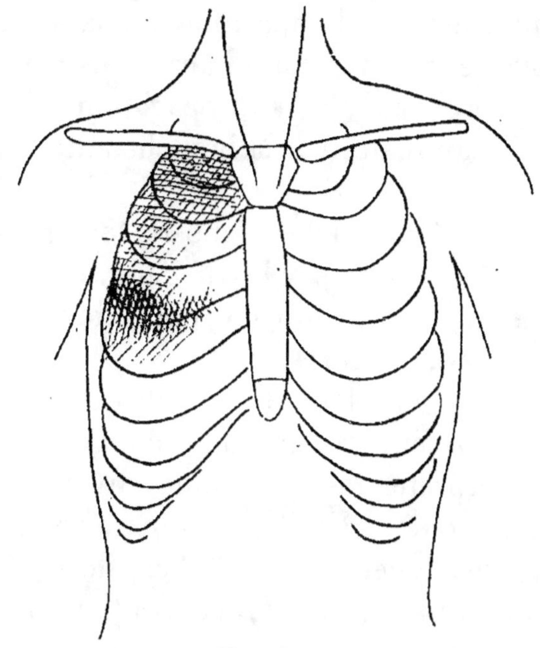

Fig. 37.

point douloureux antérieur, d'une plaque allongée un peu soufflante, retentissante à la voix haute et basse, qui disparut lentement après la chute de la fièvre (fig. 37).

L'accroissement de l'expectoration pendant cette crise fébrile peut faire admettre que tout cela fut causé par une attaque de suppuration éliminatrice dans le foyer pneumonique profond. La chose est possible et il y aurait eu en plus la coïncidence du surmenage.

Quoi qu'il en soit, outre que *le point de côté demi-circulaire* fébrile indique suffisamment la poussée inflammatoire qui s'est passée dans la plèvre interlobaire, l'apparition de la plaque ou bande pleurétique sus-mammaire nous paraît être un signe probant de la propagation de cette poussée inflammatoire à la branche antérieure de la scissure.

C'est là un élément de diagnostic topographique très important, saisi sur le vif dans le cas actuel et dont nous retrouverons l'application dans des observations ultérieures.

4° Passons maintenant aux faits qu'on observe plus fréquemment en clinique et dont nous essayerons d'interpréter les symptômes divers.

OBSERVATION. — Un jeune homme de 25 ans se croyant bien guéri d'une tuberculose infiltrée assez grave du sommet droit, avait repris sa vie active. Il y a 6 mois, après une série de fatigues et un refroidissement (?), il fut arrêté par une attaque fébrile intense avec point de côté axillaire persistant, comme dans la pneumonie franche. La fièvre se maintint élevée pendant plusieurs semaines, et finalement l'expectoration s'établit très abondante. On fit à ce moment le diagnostic de cavernes multiples, l'une située vers l'omoplate, l'autre située à la base. Dès qu'il est assez

fort pour se lever, on transporte le malade au sanatorium.

Au premier examen de la poitrine, le côté
droit, dans ses 2/3 inférieurs, mat, soufflant,
râlant, très encombré, donne en effet l'impression
qu'il existe deux foyers caverneux, l'un très
bruyant, avec gargouillement sans amphorisme,
logé sous l'angle inférieur de l'omoplate, et
l'autre à bruits cavitaires beaucoup plus clairs,
logé quelque part dans les régions de la base.

La fièvre se tient encore à 37°-38°,4 ; l'expectoration se compose d'une trentaine de crachats
bursiformes et nummulaires.

Après quelques jours de repos absolu au grand
air, la température vespérale a déjà baissé, l'expectoration a diminué de moitié et l'auscultation
donne les résultats suivants (fig. 38 et 39).

En arrière, matité légère en haut, forte partout
au-dessous, vibrations intenses, souffle tubaire et
caverneux généralisé aux deux tiers inférieurs,
sans amphorisme, avec les variantes que voici : sur
la bande scissurale, les bruits cavitaires, souffle,
craquements, gargouillements, bronchophonie
aigre, haute et basse, sont intenses, éclatants ;
leur maximum est sous l'angle de l'omoplate, d'où
ils s'étendent vers l'aisselle et émergent en avant
en dehors du mamelon ; sur tout le lobe inférieur,
le souffle caverneux est plus clair, et jusqu'au
bas se mélange à des craquements secs, caverneux
à timbre clair également, et à des froissements

porcelainés de la plèvre ; la pectoriloquie y est remarquable partout.

L'état du malade s'améliore assez rapidement avec la chute de la fièvre et la reprise de l'appétit. Trois semaines plus tard, la diffusion des bruits

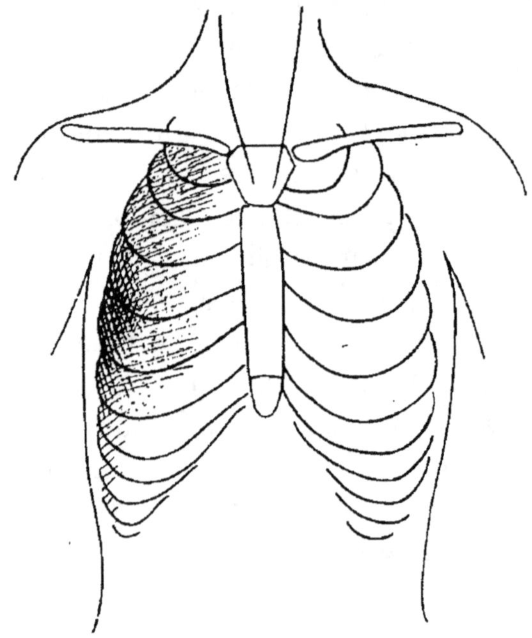

Fig. 38.

caverneux vers le lobe inférieur n'existait plus ; il y restait seulement un peu d'exagération des vibrations, de l'obscurité respiratoire et une vague bronchophonie. Les signes caverneux étaient confinés sur la bande scissurale.

Le malade apyrétique se levait, rendait une dizaine de crachats par jour. Peu à peu l'aire des bruits cavitaires se rétrécissait sous l'oreille, ils disparaissaient enfin, laissant à leur place un foyer toujours scissural, vers l'angle de l'omoplate, foyer marqué par des râles humides de ramollissement vulgaire qui s'éloignaient de plus

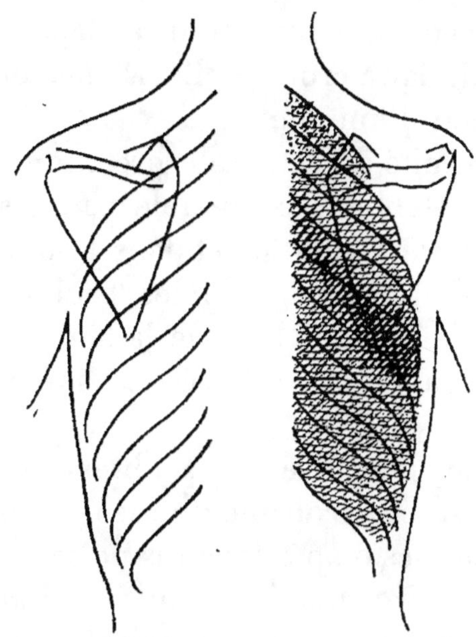

Fig. 39.

en plus de l'oreille. Après neuf mois de cure hygiénique le malade était en santé parfaite.

Nous interprétons volontiers ce fait de la façon suivante. Il s'agit d'une pleuro-pneumonie nécrosante juxta-scissurale, logée soit dans le lobe inférieur, soit peut-être encore mieux dans l'angle scissural du lobe moyen, avec envahissement pleurétique membraneux de toute la surface sous-costale du lobe inférieur. Les bruits caverneux vrais, autochtones du foyer profond étaient bien transmis à la marge, sous l'oreille, par les lames de pleurite interlobaire; mais la lame pleurétique périlobaire les transportait au loin sur tout le lobe inférieur, avec un timbre clair, spécial, ce qui pouvait faire croire à l'existence de deux cavités au lieu d'une seule.

La légitimité de cette interprétation apparaîtra aussi bien établie que possible par des faits que nous étudierons bientôt, et dans lesquels on voit disparaître et réapparaître les bruits caverneux aberrants de la base, lorsque la lame pleurétique périlobaire, après s'être desséchée, se congestionne à nouveau.

5° Au surplus, dans les observations de ce genre, il est fort probable que les lames pleuréti-ques scissurales ou périlobaires ne sont pas seules à transmettre au loin les bruits cavitaires, mais que le parenchyme pulmonaire, condensé par des lésions transitoires ou plus ou moins plasti-ques, joue un rôle dans ces phénomènes de pro-pagation.

Voici une observation dans laquelle la trans-mission des bruits caverneux semble bien être dévolue au tissu pulmonaire condensé.

Observation. — Grand jeune homme de 24 ans, portant depuis un certain temps une tuber-culose bénigne, ignorée du sommet droit. L'attaque aiguë, secondaire, s'est produite il y a deux mois.

A l'état de fatigue relative, le premier examen de la poitrine montre ce qui suit :

Le poumon gauche paraît intact.

Au poumon droit, en arrière, matité forte dans les 3/4 supérieurs (fig. 40 et 41), submatité en bas ; vibrations très exagérées partout ; souffle tubaire intense à timbre caverneux non amphorique dans toute la matité supérieure, avec maximum vers la bande scissurale, où il y a un foyer de craquements xylophoniques et de râles à timbre caverneux ; bronchophonie intense dans toute la zone mate, mais pectoriloquie haute et basse sur la scissure et se continuant vers l'aisselle. Tout à fait au sommet, craquements et râles humides de la lésion primitive ; tout à la base, râles et frottements de congestion pleuro-pulmonaire.

En avant, matité forte, craquements rares plutôt lointains, mais tous les signes caverneux au grand complet depuis la clavicule jusqu'à la 4e côte.

A première vue, étant donnée la différence de timbre caverneux du foyer postérieur et du foyer sous-claviculaire, on pourrait croire à l'existence de deux cavités, ou bien alors d'une seule, énorme, occupant le lobe supérieur. Mais il n'y a point d'amphoro-métallisme, et d'autre part l'expectoration se compose au total d'une vingtaine de crachats amygdaliens, bursiformes et muco-purulents, ces derniers pouvant être revendiqués en

grande partie par la lésion primitive du sommet
et par le catarrhe sous-pleural de la base.

Le diagnostic de simple pneumonie nécrosante
en désagrégation était bien plus probable, et fut
bientôt confirmé.

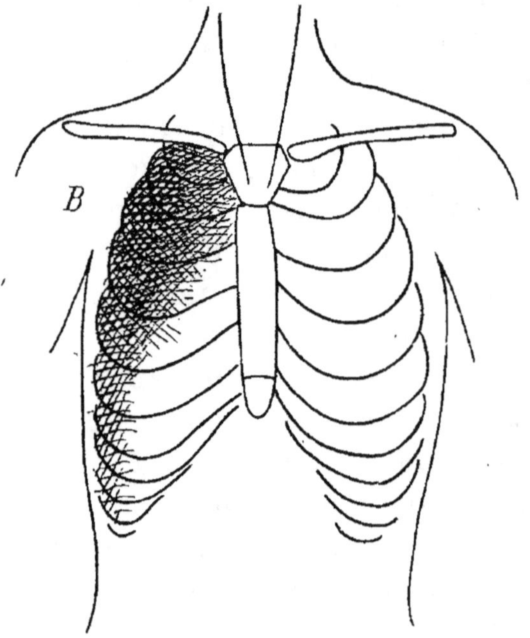

Fig. 40.

Après huit jours de repos au grand air les signes
caverneux antérieurs avaient totalement disparu ;
le sommet en arrière commençait à dégager ses
bruits propres du bloc soufflant ; la respiration
presque normale avait remplacé à la base la congestion pulmonaire ; les bruits plutôt cavernuleux
que caverneux étaient limités au centre de la

bande scissurale devenue beaucoup plus nette, avec tous ses symptômes pleuro-pneumoniques.

L'expectoration était réduite de moitié.

Ici se place un incident remarquable qui fait tout l'intérêt de cette observation.

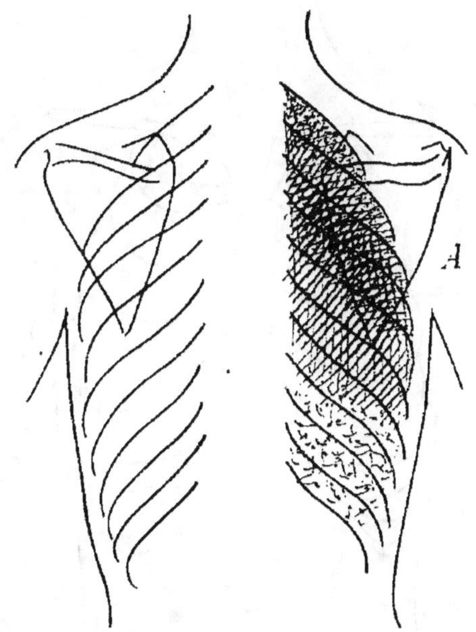

Fig. 41.

Après quinze jours de traitement, sans cause connue, mais probablement sous l'influence d'une crise de suppuration éliminatrice dans le foyer pneumonique, tout le lobe supérieur se congestionne, redevient soufflant, le thermomètre est remonté, l'expectoration s'est accrue, et les symptômes cavitaires reparaissent *entre la clavicule et le mamelon.*

Quelques jours plus tard tout rentrait dans l'ordre.

Après deux mois de cure méthodique, les lésions pouvaient être représentées par les schémas (fig. 42 et 43).

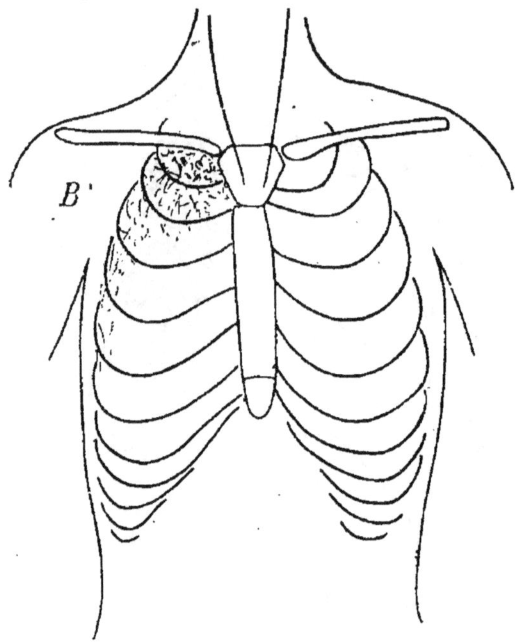

Fig. 42.

La zone soufflante, craquante, cavernuleuse, chantante à la voix, était réduite à un foyer obliquement dirigé suivant la scissure postérieure. La tuberculose primitive du sommet était parfaitement isolée ; partout ailleurs la respiration était revenue, seulement un peu rude par rapport à l'autre côté. Les crachats étaient au nombre de 5 à 6 en 24 heures.

L'amélioration graduelle, lente comme toujours dans ces cas, ne fut plus interrompue. Peu à peu la bande scissurale devint muette sous l'oreille, et le foyer pneumonique ne se marqua plus que par des bruits éloignés de ramollisse-

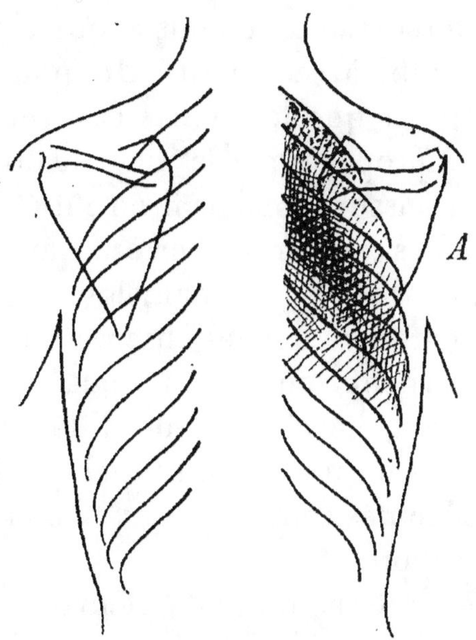

Fig. 43.

ment profond. Un an plus tard la guérison parfaite était obtenue et elle ne s'est pas démentie depuis.

L'interprétation de ce fait paraît facile. Il s'agit d'une pleuro-pneumonie nécrosante juxta-scissurale située plus ou moins en profondeur à la base du lobe supérieur. Jeune encore comme évolution, elle donnait des symptômes caverneux intenses, quoique le foyer ramolli fût médiocre. Elle transmettait ces bruits à la marge scissurale par le moyen de la lame pleurétique interlobaire, mais il semble bien qu'elle transmettait ces mêmes bruits à la région sous-claviculaire au moyen du lobe supérieur condensé. L'incident congestif intercurrent que nous avons signalé paraît démonstratif à cet égard. On pourrait à la rigueur supposer que les signes caverneux antérieurs étaient propagés par la pleurite du segment moyen de la scissure, mais s'il en eût été ainsi, le foyer des signes cavitaires aberrants aurait éclaté beaucoup plus bas vers le mamelon.

6° On remarquera que les observations qui précèdent concernent toutes des malades qui ont guéri. Elles ont été choisies de différents types, mais elles ont ce caractère essentiel que leur guérison s'est effectuée sous nos yeux. Voici la raison de cette sélection.

Pour démontrer qu'une pleuro-pneumonie juxta-scissurale est bien profonde, *il faut cliniquement constater que le foyer nécrosant, à mesure qu'il guérit, s'enfonce dans le parenchyme pulmonaire en même temps que la bande scissurale des bruits caverneux de propagation s'efface de plus en plus et disparaît.* A défaut de nécropsie c'est le procédé qui nous semble le plus sûr pour l'instant. C'est pourquoi, voulant établir la légitimité, si possible, de notre étude des foyers pneumoniques profonds, nous avons dû nous servir exclusivement d'observations suivies de guérison.

Étant donnés les symptômes fort nets de cette affection dans les circonstances heureuses, nous croyons qu'on peut se baser sur leur connaissance pour étudier les cas qui ne guérissent point, pour les interpréter en tout cas avant que la guérison soit arrivée.

Dans cette catégorie de faits, auxquels il manque le criterium de la guérison sous nos yeux, nous choisirons quelques types qui permettront de reconnaître assez facilement les cas analogues qui se présentent journellement dans la clinique des tuberculeux.

Voici une observation de pneumonie caverneuse d'une pureté de symptômes remarquable, d'autant plus que le siège est du côté gauche où la scissure interlobaire est simple.

Observation. — Jeune homme de 27 ans, de santé robuste autrefois, mais éreinté par la vie mondaine, les sports de toute espèce, et un état de surmenage permanent. Malade depuis neuf mois, traînant une tuberculose méconnue du sommet gauche sans rien changer à son genre de vie, il fut pris il y a 4 mois d'une attaque fébrile violente, avec point de côté ; puis l'expectoration s'accrut de façon considérable, et, avec la fièvre persistante, l'amaigrissement devint inquiétant. C'est alors qu'il vint au sanatorium, grand fébrile et à bout de forces.

Au premier examen de la poitrine on constate ce qui suit (fig. 44 et 45).

Poumon droit intact probablement.

Poumon gauche; en arrière, forte matité dans les 2/3 supérieurs, moindre en bas; vibrations

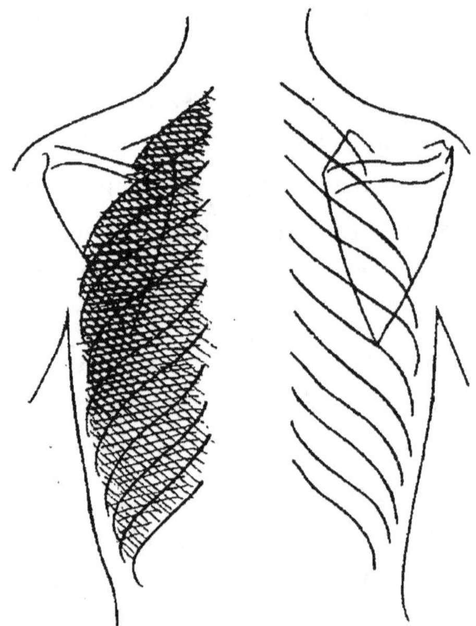

Fig. 44.

très exagérées partout. Sur toute la zone mate supérieure souffle caverneux intense, amphorique, disparaissant graduellement vers la base. En haut râles, craquements amphoro-métalliques ayant leur maximum d'intensité vers la partie moyenne du poumon; en bas mélange de râles humides et de frottements. Partout bronchophonie intense, aigre, remplacée à la partie moyenne par de la pectoriloquie claire.

En avant, matité jusqu'à la 6e côte, vibrations exagérées, souffle caverneux amphorique, craquements et râles amphoro-métalliques, pectoriloquie

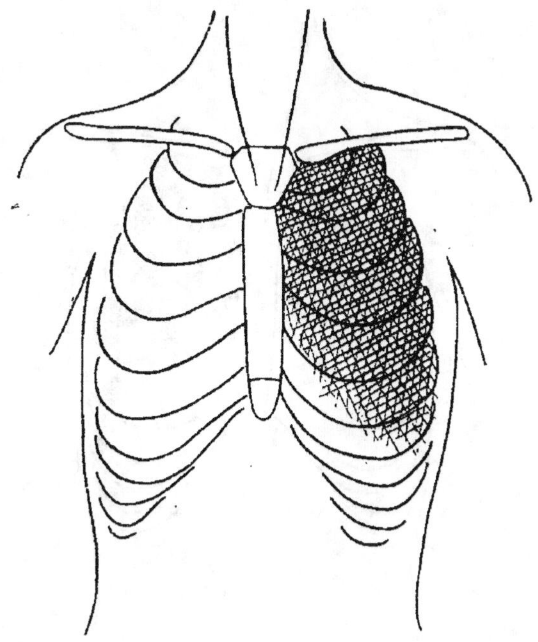

Fig. 45.

aigre. La respiration à peu près normale se retrouve seulement en bas et en dedans vers les fausses côtes.

Expectoration énorme de crachats nummulaires, bursiformes et muco-purulents.

En somme toute la partie supérieure du pou-

mon paraît occupée par une cavité énorme à symptômes amphoro-métalliques.

Le malade est mis à la cure de repos intensive.

La fièvre diminue assez promptement, l'état
général se relève, le poumon redevient de plus

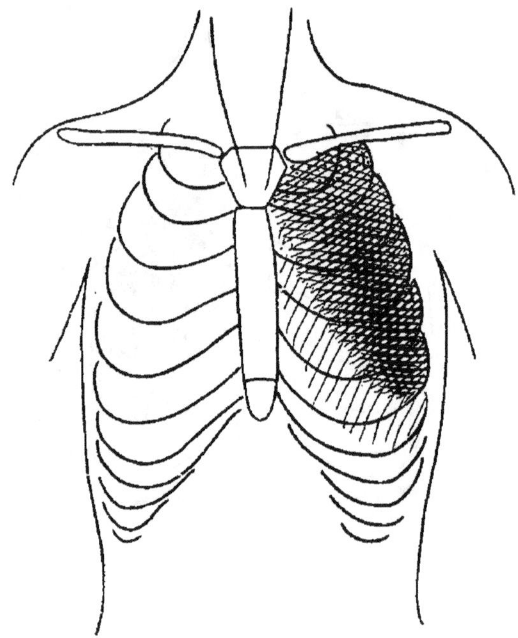

Fig. 46.

en plus perméable, et deux mois plus tard, l'examen donnait le résultat suivant (fig. 46 et 47).

La base du poumon gauche est partout dégagée,
il n'y reste que des frottements clairsemés. Le
sommet présente des signes d'infiltration vulgaire.

Au niveau de la scissure il existe une zone en

forme d'écharpe, partant de la 4ᵉ côte au rachis et descendant en bas et en dehors vers la 6ᵉ, zone étroite où l'on entend, mais très atténué, le souffle caverneux amphorique, les bruits métalliques, la pectoriloquie franche, haute et basse.

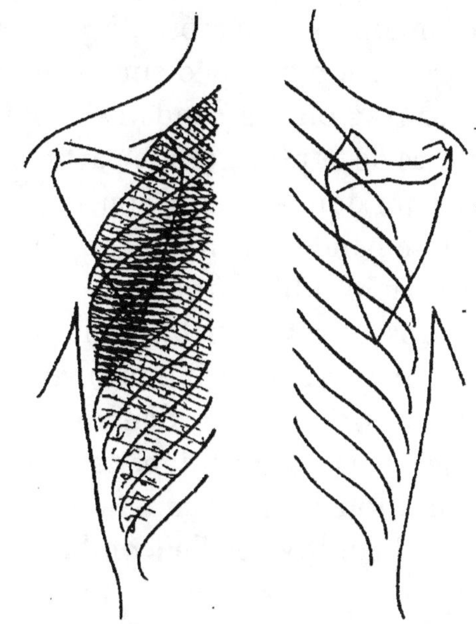

Fig. 47.

En avant les signes caverneux s'entendent sur une assez large surface allant obliquement de la clavicule à la 6ᵉ côte vers la ligne axillaire. Mais, très sourds, lointains dans la région supérieure, ils s'accroissent de haut en bas et ne deviennent un peu clairs que dans la région inférieure.

La *résonance du poumon a reparu sous la clavicule et vers le sternum, faisant graduellement place à la matité relative à mesure qu'on descend vers la ligne axillaire.*

Il faut, croyons-nous, interpréter ce fait de la façon suivante, étant donné que nous ne connaissons pas la manière dont le malade s'est comporté par la suite.

Pleuro-pneumonie nécrosante du lobe supérieur à large base appliquée sur la plèvre scissurale dans sa région descendante ; participation inflammatoire de la plus grande partie de la plèvre interlobaire qui donne à la lésion l'apparence extérieure d'une bande résonante en écharpe, plus étroite en arrière, plus large en avant, parce que le foyer nécrosant est probablement plus antérieur que postérieur sur l'espace interlobaire ; diffusion des symptômes caverneux dans presque tout le côté malade, mais surtout dans le sommet, grâce à la condensation du lobe supérieur par la lésion tuberculeuse primitive et l'encombrement de surmenage.

Dès que la cure de repos eut rendu au poumon sa perméabilité, les bruits caverneux se sont retranchés sur le trajet de l'écharpe scissurale.

Le foyer suppurant devait être logé dans la région antéro-inférieure du lobe supérieur, pour que les bruits cavitaires fussent entendus à l'auscultation sur une surface aussi large en avant du thorax.

7° Toutes les observations qui précèdent, et qu'il est inutile de multiplier encore, se caractérisent par la rapidité avec laquelle le désencombrement du poumon et de la plèvre s'opère, permettant en quelques jours, en quelques semaines, de dégager à l'auscultation les signes propres du foyer pleuro-pneumonique.

Mais il n'en est pas toujours ainsi, et nombreux sont les cas où le diagnostic reste longtemps en suspens parce que les lésions concomitantes, au lieu d'être *réductibles* en quelques semaines, sont assez vieilles, assez fixes, pour durer de longs mois, ne subissant que des changements très lents. Alors le médecin soupçonne la nature de l'affection, mais il attend longtemps que l'auscultation la lui démontre. Toutefois, si rebelle que soit l'encombrement du poumon et de la plèvre, il existe des symptômes qui permettent de poser un diagnostic de grande probabilité.

Voici d'une façon générale comment les choses se présentent.

L'un des poumons est mat à peu près partout, sauf dans la région antérieure des côtes inférieures ; partout les vibrations sont exagérées, tout le poumon souffle, d'un souffle caverneux d'intensité variable, amphorique ou non, et sur des tons ou avec des timbres différents en haut, en bas, en arrière, en avant ; partout il y a plus ou moins des craquements xyloïdiens, xylophoniques, caverneux simples ou amphoro-métalliques, intenses ou affaiblis suivant les régions ; partout il y a de la bronchophonie plus sourde ou plus aigre, faisant place à certains endroits à de la pectoriloquie franche, haute et basse, plus ou moins aigre, criarde. Avec cela une expectoration caverneuse manifeste, d'autant plus abondante et polymorphe qu'elle correspond aux produits de la caverne supposée et des lésions quelconques qui encombrent le poumon.

En présence de cet ensemble compliqué il est naturel de penser tout d'abord à une immense cavité ; mais on peut songer aussi à l'existence de deux cavernes, l'une en haut, l'autre en bas, ou bien l'une plus en avant, l'autre plus en arrière, si l'on considère que les symptômes cavitaires paraissent avoir deux foyers distincts avec des caractères musicaux très différents.

Cependant, une fois le malade mis à la cure d'air et de repos, bien que les changements soient très lents à se produire, on peut, en auscultant fréquemment et avec méthode, saisir certaines modifications remarquables dans les phénomènes locaux.

Si l'on a pensé d'abord à l'existence d'une caverne en avant et d'une autre en arrière, on remarque que les signes cavitaires se concentrent avec leur maximum en arrière sur la partie moyenne, vers le liséré scissural, s'atténuant graduellement au-dessus et au-dessous de lui ; qu'à ce niveau aussi la pectoriloquie basse est le plus pure, le plus aigre à l'oreille, et que plus haut et plus bas tous les signes cavitaires changent de timbre.

On peut constater souvent encore à la percussion, que la bande scissurale postérieure donne une résonance spéciale, tantôt moins mate que les parties voisines, tantôt un peu skodique. C'est là un signe à étudier avec soin et dont l'interprétation est à discuter, mais nous l'avons observé assez fréquemment pour qu'il entre en ligne de compte dans les éléments du diagnostic.

D'autre part, on constate que la caverne antérieure supposée semble perdre peu à peu ses grands signes cavitaires ; que le souffle caverneux y devient simplement tubaire ; que les craquements et les râles y sont de moins en moins caverneux également, quelle que soit leur intensité ; que la pectoriloquie y devient vague et se change en vulgaire bronchophonie.

Tout cela semble indiquer que le poumon, récupérant graduellement une perméabilité relative, devient moins bon conducteur des sons, et l'on arrive à croire que les bruits cavitaires antéro-supérieurs n'étaient probablement que des bruits aberrants propagés par le parenchyme pulmonaire induré alors que le vrai foyer cavitaire, unique, est situé vers la scissure en projection de laquelle se concentrent les bruits *autochtones.*

Les cas de ce genre, à diagnostic plus ou moins tardif, à cause de la lenteur avec laquelle peuvent se modifier les lésions pulmonaires, sont fréquents en clinique. Mais lorsqu'on a assisté à l'évolution

assez rapide et favorable d'une ou deux de ces
grandes affections, le diagnostic en devient assez
facile par la suite, et, dès la première auscultation, on peut presque à coup sûr annoncer la pneu-

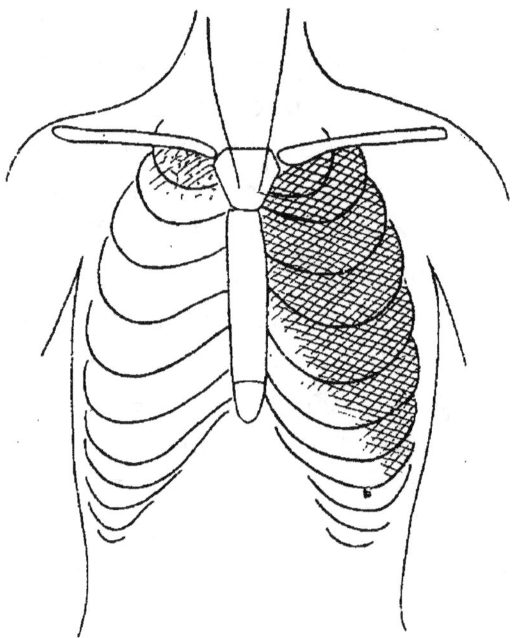

Fig. 48.

monie nécrosante juxta-scissurale, tant l'aspect
clinique en est frappant, à quelques variantes près.

Nous allons simplement rapporter deux observations de ces grandes lésions scissurales, à amélioration traînante. L'une a trait à un foyer caverneux juxta-scissural du lobe supérieur ; l'autre
concerne un foyer juxta-scissural du lobe inférieur.

Observation. — Jeune fille de constitution plutôt robuste tombée en déchéance par surmenage et insouciance de sa santé. Elle toussait depuis un an et demi, amaigrie par plusieurs

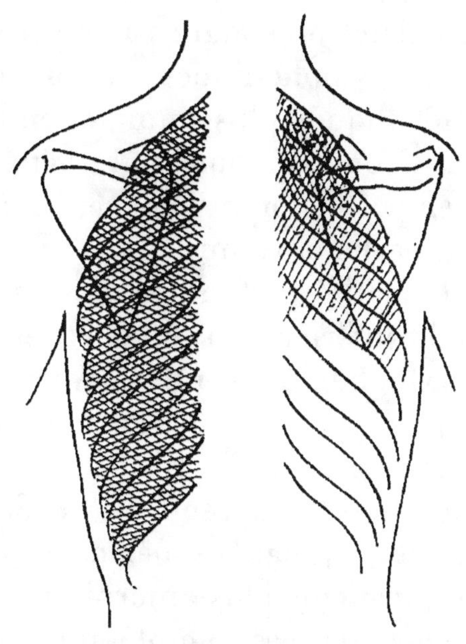

Fig. 49.

attaques de grippe, lorsqu'il y a trois mois elle fut prise d'accidents fébriles graves qui la mirent au lit, avec 39°-40° de courbe thermométrique, point de côté violent, puis accroissement considérable de l'expectoration. La fièvre étant baissée le matin, on la transporte au sanatorium.

Examen de la poitrine (fig. 48 et 49). A droite,

surtout en arrière, infiltration tuberculeuse bénigne.

A gauche : en arrière, matité à peu près totale, vibrations exagérées, souffle caverneux amphorique partout, plus violent dans la moitié supérieure, plus clair, plus aigre par en bas; partout craquements xylophoniques, râles caverneux amphoro-métalliques plus humides en haut, plus secs en bas. Bronchophonie aigre généralisée, se changeant en pectoriloquie haute et basse, criarde, surtout à la partie moyenne.

En avant, matité partout, sauf vers la région sterno-costale inférieure, souffle caverneux, craquements xylophoniques, râles caverneux, bronchophonie puis pectoriloquie en tournant vers la ligne axillaire.

L'expectoration comprend 25 à 30 crachats bursiformes et amygdaliens mélangés de quelques blocs muco-purulents plus amorphes.

En présence de ces symptômes, vient naturellement à l'esprit l'idée de deux cavernes, l'une dorsale moyenne ou même inférieure et l'autre antérieure dans le sommet, à cause de la variété des bruits suivant leur siège ; ou bien il faut songer à une seule très vaste située en profondeur du lobe supérieur.

Le taux de l'expectoration et la qualité des crachats ne concordent d'ailleurs pas plus avec l'une qu'avec l'autre de ces hypothèses.

Car en principe, deux cavernes dont une

amphorique, ou une seule assez vaste pour l'être, devraient donner des crachats numunulaires et beaucoup plus abondants.

Mise à la cure d'air, la malade s'améliore assez vite comme état général ; elle engraisse, la fièvre tombe, même le soir, et l'expectoration diminue.

L'état local ne se modifie que très lentement, mais cependant on voit le poumon se nettoyer peu à peu, pendant que les symptômes cavitaires s'effacent en haut et en bas pour se concentrer vers la ligne scissurale. Quatre mois plus tard, l'état de la poitrine pouvait se représenter par le schéma suivant (fig. 5o et 5i) :

Sur tout le poumon gauche, en arrière, il y a une matité relative, de l'exagération des vibrations, une respiration soufflante, de la bronchophonie sourde ou aigre. Mais les bruits cavitaires francs, *sans amphorisme*, sont réunis sur une zone unique, au niveau et un peu au-dessus de la ligne scissurale.

La respiration est assez bonne partout et il est facile d'établir que les quelques craquements xyloïdiens entendus vers la base ne sont que des bruits aberrants propagés par la lame pleurétique qui descend sur le lobe inférieur.

En avant il persiste de la submatité sous-claviculaire se prolongeant vers le mamelon et la ligne axillaire ; la respiration y souffle un peu, on y entend des craquements et des froissements vulgaires avec de la bronchophonie sourde ; mais le souffle caverneux vrai, déjà lointain sous l'oreille, les craquements caverneux et la pectoriloquie très atténuée ne paraissent que vers la ligne axillaire, en convergence avec la bande scissurale posté-rieure.

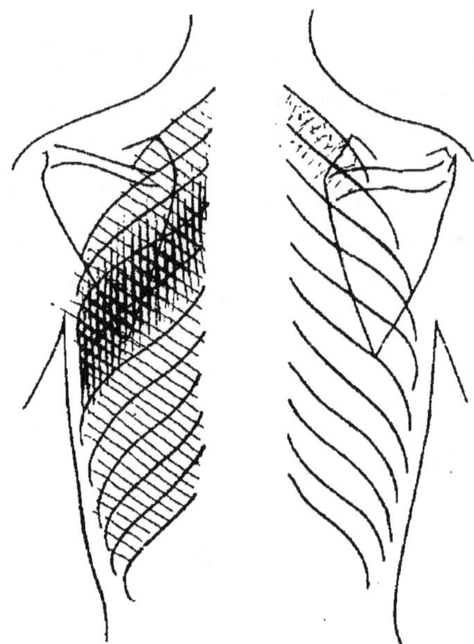

Fig. 50.

Enfin l'expectoration est réduite à 7 ou 8 petits crachats amygdaliens par jour.

Cette observation est encore remarquable par ce fait que l'amphorisme primitif des bruits caver-neux a disparu par la suite.

La pleuro-pneumonie nécrosante était évidem-ment sus-scissurale, dans la base du lobe supérieur,

et l'on comprend facilement que la propagation
des bruits aberrants se soit produite au maximum
vers le sommet.

Dans la suivante le sommet aussi semblait caverneux et cependant la pneumonie nécrosante

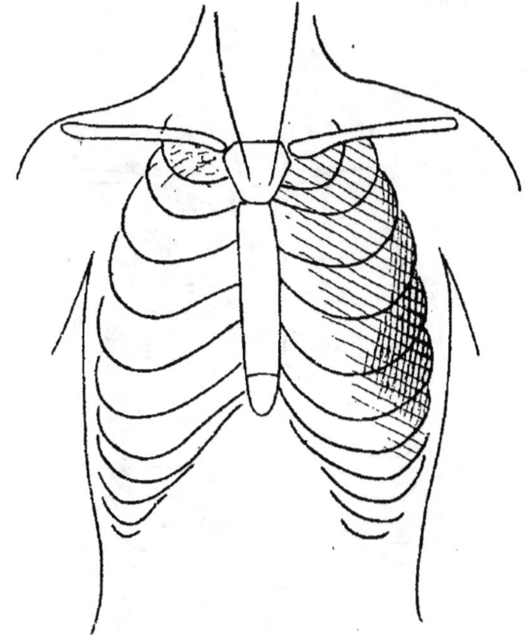

Fig. 51.

paraissait bien logée sous la scissure dans le lobe
inférieur.

Observation. — Jeune homme de robuste santé
antérieure, est tombé malade de la poitrine il y a
15 mois, à la suite d'excès de tout genre. Bien
soigné au début, il reprit ses forces et, se croyant
guéri, se surmena de nouveau. Il y a 5 mois,

rechute par une crise fébrile violente avec tout le cortège des accidents pneumoniques. Après l'abaissement de la température il vient au sanatorium.

Examen de la poitrine : poumon droit probablement intact.

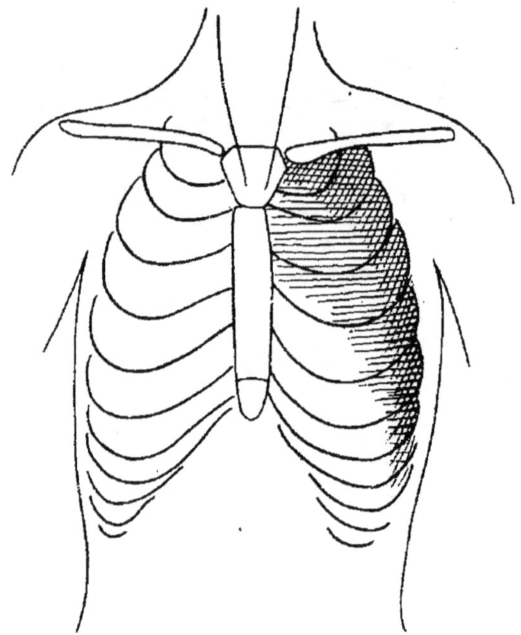

FIG. 52.

A gauche, symptômes analogues à ceux de l'observation précédente ; matité à peu près totale, vibrations exagérées partout, souffle caverneux, bronchophonie aigre ou pectoriloquie franche. Les nuances de ces symptômes sont les suivantes :

Le sommet en arrière est franchement caverneux, mais à timbre plutôt sourd ; le sommet en avant semble ne donner que la transmission des signes postérieurs et la respiration est assez bonne en bas et en dedans vers le sternum.

La partie moyenne du poumon en arrière donne les signes caverneux sur un son bien différent. Ils

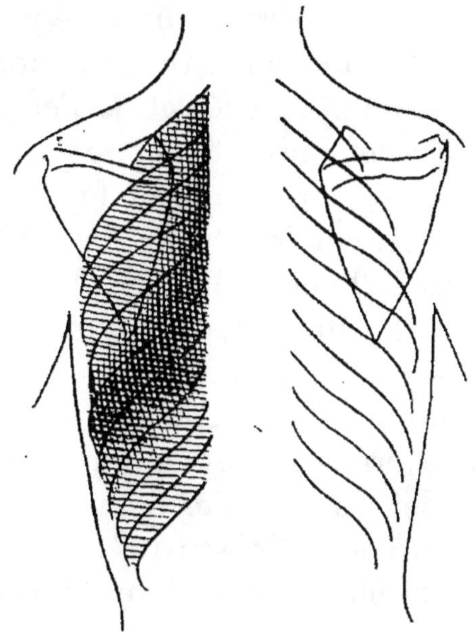

Fig. 53.

sont aigres, cassants, porcelainés, contournant ainsi la ligne axillaire jusque vers le mamelon et recouvrant tout le lobe inférieur. Mais il est impossible de différencier sur le trajet de la scissure une bande de signes cavitaires à caractères spéciaux.

L'impression qu'il existe là deux cavités est des

plus nettes, l'une étant au sommet, l'autre en bas du poumon.

L'expectoration est très abondante ; crachats nummulaires, bursiformes et muco-purulents.

Malgré la chute de la fièvre, la reprise de l'appétit, l'amélioration est extrêmement lente. Après plusieurs mois seulement l'expectoration est très réduite, la matité générale a diminué peu à peu et quand le tissu pulmonaire a retrouvé une perméabilité relative, on peut schématiser l'ensemble des lésions de la façon suivante (fig. 52 et 53) :

Les signes cavitaires ont leur foyer maximum sur la marge scissurale *et au-dessous* et se prolongent ainsi sur la ligne axillaire.

Au-dessus de cette zone, en remontant en pointe le long du rachis, le souffle, les râles, la bronchophonie se continuent jusqu'au sommet, mais avec un timbre caverneux sourd, plutôt lointain, qui disparaît en dehors vers l'épaule.

En avant il y a de l'obscurité respiratoire, des râles, de la bronchophonie, sans caractères spéciaux.

Au-dessous de la zone cavitaire postérieure, les bruits caverneux sont secs, clairs, superficiels et se continuent jusqu'à la base en s'atténuant insensiblement.

A ce moment l'expectoration se compose seulement d'une dizaine de crachats bursiformes et muco-purulents amorphes, bien en rapport avec la notion d'un seul foyer cavitaire en suppuration.

En somme, il semble que la caverne soit unique, logée dans le lobe inférieur et juxta-scissurale. La transmission sur le timbre sec et clair des bruits cavitaires jusqu'à la base doit être due à la lame pleurétique membraneuse qui s'étend de la scissure sur tout le lobe inférieur ; les signes cavitaires transmis au sommet en arrière peuvent s'expliquer par l'action synergique de deux facteurs de propagation ; d'abord le parenchyme induré du lobe supérieur, ensuite une bande pleurétique qui avait fusé dans le sillon costo-vertébral.

8° A côté de ces cas dans lesquels, après un temps très long, on arrive à déchiffrer la symptomatologie locale, il en est d'autres qui ne permettent guère qu'un diagnostic de probabilité, par ce motif que les lésions pulmonaires accessoires sont tellement fixes, irréductibles, que la diffusion des bruits, même avec des timbres musicaux différents, persiste indéfiniment, malgré l'amélioration de l'état général.

Les tuberculeux porteurs de semblables lésions sont de vrais *invalides* de la phtisie. Ce sont toujours de grands malades par leur état pulmonaire, mais ils vivent fort bien.

Les uns sont totalement apyrétiques, les autres sont quelque peu mobiles le soir au thermomètre. Ils ont généralement un poumon sain, ou pour le moins guéri depuis longtemps.

Ils se sont accoutumés à cet énorme complexus symptomatique et présentent un aspect extérieur souvent très satisfaisant, parfois même un peu exubérant. Mais s'ils vivent, ce sont en réalité des invalides et trop souvent des impotents, car ils ne peuvent guère supporter la fatigue.

Cependant, même à cet état, ils tirent encore un grand bénéfice de la cure hygiénique.

S'ils n'arrivent pas à fermer leur caverne, ils améliorent et finissent par dessécher les lésions accessoires qui encombrent leur poumon ainsi que leur *catarrhe* sous pleurétique, gagnant par conséquent du champ respiratoire et réduisant leur expectoration aux produits exclusifs de leur foyer caverneux. Et alors le médecin qui suit avec soin de tels malades trouve peu à peu dans l'auscultation la confirmation de l'idée qu'il avait eue d'abord, soit d'une pneumonie juxta-scissurale caverneuse.

IV. — INCIDENTS

Les pleuro-pneumonies scissurales sont, comme toutes les autres, susceptibles de donner lieu pendant leur évolution à une série d'incidents pathologiques intéressants. C'est monnaie courante dans leur histoire de voir les congestions pleurales ou pleuro-pulmonaires d'origine menstruelle ou autre, avec toutes les particularités remarquables que nous avons signalées plusieurs fois.

Les crises de suppuration éliminatrice, les hémoptysies ne méritent point ici de mention particulière. Mais nous signalerons brièvement trois sortes d'incidents ou complications qui valent d'être mis en relief parce que leur appareil symptomatique est justement commandé par la disposition anatomique des scissures pulmonaires. Ce sont : 1° le point de côté scissural fébrile ou crise aiguë de pleurite scissurale ; 2° le pneumothorax scissural ou interlobaire ; 3° l'épanchement pleurétique interlobaire.

1° *Le point de côté scissural aigu.* — Toutes les lésions implantées sur les scissures, qu'elles soient marginales ou profondes, peuvent donner lieu à la douleur locale ou irradiée, soit spontanée, soit à la pression du doigt.

Les lésions marginales en particulier produisent généralement une douleur locale autochtone et un point de côté d'irradiation, soit latéral soit antérieur, véritables points névralgiques pleurétiques.

Mais dans les lésions juxta-scissurales profondes, on peut observer des crises douloureuses qui, par la multiplicité et la localisation de leurs points névralgiques, dessinent sur la paroi thoracique le trajet apparent des scissures.

Nous avons admis, d'après la clinique, que la plèvre interlobaire réagissait au voisinage des lésions pneumoniques nécrosantes pour former des lames pleurétiques s'étendant ou non jusqu'aux marges scissurales. Il est probable que la plupart

du temps la formation de ces pleurites adhérentielles *perd* ses symptômes propres au milieu des
symptômes plus marquants de la pneumonie
elle-même et des infiltrations congestives de voisinage. Mais chez quelques malades, dont l'affection était bien caractérisée, et même déjà en
voie de guérison manifeste, nous avons assisté à
des crises fébriles et douloureuses qu'on ne saurait attribuer à une autre cause qu'à une poussée
inflammatoire de la plèvre interlobaire, et sinon
franchement inflammatoire, tout au moins congestive. Fièvre intense de plusieurs jours de durée, douleurs profondes mal définies, et douleurs
périphériques émergeant sous les côtes, en points
de côté multiples qui dessinaient nettement à
l'extérieur le trajet de la marge scissurale depuis
la 4e côte en arrière jusqu'à la 6e en avant.

Chez l'homme nous avons vu cette crise coïn-
cider avec une fatigue intempestive, un chaud et
froid ; chez la femme nous l'avons vue compliquer la période menstruelle ; une autre fois elle a
paru causée par une attaque de suppuration
éliminatrice se passant dans le foyer pneumonique.

C'est là un incident pathologique pénible, mais
que nous avons toujours vu se comporter de façon
bénigne.

2° *Le pneumothorax scissural.* — Les expansions
pleurétiques diverses, conséquences de la pleuro-
pneumonie, peuvent avoir pour effet de fermer

totalement sur sa marge la plèvre scissurale, ou bien de circonscrire des loges closes entre les lobes du poumon.

Dans ces conditions un foyer pneumonique nécrosant peut s'ouvrir dans les cavités ainsi formées et le pneumothorax scissural ou interlobaire est constitué. Nous en avons relaté en détail une observation remarquable dans les archives générales de médecine (1905).

3° *L'épanchement pleurétique interlobaire.* — La pleurésie interlobaire nous paraît être en général un accident causé par la pneumonie nécrosante juxta-scissurale, que le foyer soit implanté plutôt sur l'interlobe, ou qu'il soit implanté plutôt sur le hile du poumon. Il est vraisemblable qu'entre les pleurites interlobaires membraneuses simplement infiltrées de sérosité, et les pleurites interlobaires avec épanchement plus ou moins copieux, il n'y a qu'une question de degré, et que dans tous les cas il s'agit de pleurésies méta-pneumoniques.

Nous mentionnons simplement cette donnée théorique, devant étudier bientôt à part les pleurésies interlobaires.

V. — DIAGNOSTIC.

Après tous les détails qui précèdent, la question du diagnostic ne peut être que très brève.

Dans les tuberculoses superficielles, marginales, de la scissure, c'est affaire pure et simple de précision dans l'auscultation pour déterminer le siège exact de la lésion.

Mais qu'il s'agisse de pleuro-pneumonies superficielles, qu'il s'agisse de vrais foyers pneumoniques nécrosants, nous savons qu'il est assez habituel de ne pouvoir affirmer la lésion scissurale chez les malades en état de surmenage. Lorsque les poumons sont encombrés, il faut savoir remettre le diagnostic précis à une auscultation ultérieure.

Et c'est ici surtout que le médecin, auscultant pour la première fois un malade ambulant, doit prudemment renvoyer à un autre jour son appréciation sur la nature des lésions qu'il suppose exister, s'il ne veut pas être accusé d'impéritie ou de charlatanisme, lorsqu'on verra guérir en 3 ou 4 mois, ou pour le moins s'améliorer rapidement et revenir à la vie, un tuberculeux dont il aurait à première vue déclaré le poumon farci de cavernes, ou absolument perdu du haut en bas.

Et en cas de guérison rapide par le repos et une médication quelconque, il ne lui faudrait pas trop se fier au titre de gloire thérapeutique que parfois on pourrait lui donner. Car, à l'heure actuelle, le malade en général, et le tuberculeux en particulier, n'ont plus leur médecin comme jadis. Ils ont tous les médecins qui leur sont abordables, et les connaissances sur la phtisie sont assez répandues pour qu'ils puissent faire des comparaisons entre les jugements des uns et des autres.

Dans les cas vraiment très complexes, la prudence est d'autant plus de saison que tout diagnostic précis est en général impossible chez un malade même au repos, avant un certain nombre de semaines, sinon de mois.

La tuberculose scissurale peut être simulée incontestablement par des lésions d'autre nature siégeant vers l'espace interlobaire.

Avant tout la pleurésie interlobaire, question difficile vu la diversité des formes de cette affection. Nous avons déjà dit qu'il existait des formes bénignes, séro-fibrineuses, qui évoluaient sans être trop diagnostiquées. Il faut avouer que le diagnostic en est difficile, *surtout si l'on n'y songe point,* car ce n'est pas une localisation pleurétique qui saute aux yeux. Nous y reviendrons dans un autre travail.

Quant aux pleurésies interlobaires suppurées, les plus connues, celles qui donnent souvent lieu à des vomiques ou à des interventions chirurgicales, il se pourrait bien que maintes fois elles fussent simplement des *métapleurésies* de pneumonies nécrosantes juxta-scissurales profondes, sans compter que certaines cavernes de cette nature peuvent faire irruption dans l'espace interlobaire.

Nous espérons pouvoir bientôt exposer les rapports qui existent entre les pleurésies interlobaires et les pleuro-pneumonies nécrosantes, au moyen d'observations fort remarquables qu'on pourrait à volonté classer sous l'une ou l'autre de ces deux rubriques.

C'est là une conséquence inévitable de la pathogénie que nous avons essayé d'assigner aux pneumonies tuberculeuses nécrosantes, et la question de diagnostic en découlera naturellement.

Disons, à un tout autre point de vue, que la pneumonie pneumococcique, tout comme la syphilis peuvent simuler absolument les lésions de la tuberculose scissurale.

VI. — PRONOSTIC.

Nous avons dit précédemment que le pronostic des pleuro-pneumonies nécrosantes en général paraît un peu plus grave que celui de la tuberculose pulmonaire prise en masse. Chose facile à comprendre puisque ce dernier est atténué par la bénignité relative des tuberculoses nodulaires.

Pour les pneumonies scissurales le pronostic s'aggrave incontestablement.

Evidemment les lésions scissurales superficielles, les petites pneumonies nécrosantes marginales sont, en général, assez bénignes ; mais le tableau se noircit considérablement pour les grandes lésions profondes compliquées. Non pas que par elle-même la caverne soit dans ces cas-là plus grave que toute autre caverne, mais parce que les altérations pulmonaires de voisinage et celles des divers feuillets de la plèvre sont trop souvent énormes.

Toutefois il ne faut pas à un premier examen condamner à mort ou considérer comme des invalides sans appel, des malades porteurs de lésions scissurales même très compliquées. Il faut se rappeler d'une part que les pleuro-pneumonies nécrosantes donnent lieu généralement à des symptômes caverneux *exagérés* par rapport au calibre de leur foyer de désagrégation centrale, et d'autre part que chez les malades en état de surmenage la cure de repos est capable de transformer très rapidement en situations très ordinaires des situations qui semblaient absolument désespérées.

TABLE DES MATIÈRES

CHAPITRE III

NATURE DE CES AFFECTIONS.

CHAPITRE IV

DIAGNOSTIC, PRONOSTIC, TRAITEMENT

CHAPITRE V

LES PLEURO-PNEUMONIES NÉCROSANTES SCISSURALES

CHARTRES. — IMPRIMERIE DURAND, RUE FULBERT.

Hygiène de l'alimentation dans l'état de santé et de maladie, par le Dr J. LAUMONIER, avec gravures. 3e édition.............. **4 fr.**

L'alimentation des nouveau-nés, *Hygiène de l'allaitement artificiel,* par le Dr S. ICARD, avec 60 gravures (*Ouvrage couronné par l'Académie de médecine*).. **4 fr.**

L'hygiène sexuelle et ses conséquences morales, par le Dr S. RIBBING, professeur à l'Université de Lund (Suède), 2e édition... **4 fr.**

Hygiène de l'exercice chez les enfants et les jeunes gens, par le Dr F. LAGRANGE, lauréat de l'Institut, 7e édition.............. **4 fr.**

De l'exercice chez les adultes, par *le même,* 4e édition........ **4 fr.**

Hygiène des gens nerveux, par le Dr LEVILLAIN, 4e édition.... **4 fr.**

L'idiotie. *Psychologie et éducation de l'idiot,* par le Dr J. VOISIN, médecin de la Salpêtrière, avec gravures........................... **4 fr.**

La famille névropathique. *Hérédité, prédisposition morbide, dégénérescence,* par le D^r CH. FÉRÉ, médecin de Bicêtre, avec gravures, 2e édition.. **4 fr.**

Le traitement des aliénés dans les familles, par LE MÊME, 2e édition... **3 fr.**

L'éducation physique de la jeunesse, par A. MOSSO, professeur à l'Université de Turin, préface de M. *le Commandant Legros......* **4 fr.**

Manuel de percussion et d'auscultation, par le Dr P. SIMON, professeur à la Faculté de médecine de Nancy, avec gravures...... **4 fr.**

Éléments d'anatomie et de physiologie génitales et obstétricales, par le Dr A. POZZI, professeur à l'École de médecine de Reims, avec 219 gravures...................................... **4 fr.**

Cours de Médecine opératoire
de la Faculté de Médecine de Paris
Par M. le professeur Félix TERRIER
Membre de l'Académie de médecine, Chirurgien de la Pitié

Chirurgie de la plèvre et du poumon, par les Drs FÉLIX TERRIER, membre de l'Ac. de méd., prof. à la Faculté de médecine de Paris, et E. REYMOND, ancien interne des hôp. de Paris, avec 67 grav.... **4 fr.**

Chirurgie de la face, par les Drs FÉLIX TERRIER, GUILLEMAIN et MALHERBE, avec 214 gravures.................................... **4 fr.**

Chirurgie du cou, par LES MÊMES, avec 101 gravures.......... **4 fr.**

Chirurgie du cœur et du péricarde, par les Drs FÉLIX TERRIER et E. REYMOND, avec 79 gravures............................... **3 fr.**

Petit manuel d'antisepsie et d'asepsie chirurgicales, par les Drs FÉLIX TERRIER et M. PÉRAIRE, ancien interne des hôpitaux de Paris, avec gravures.................................... **3 fr.**

Petit manuel d'anesthésie chirurgicale, par LES MÊMES, avec 37 gravures.. **3 fr.**

L'opération du trépan, par LES MÊMES, avec 222 gravures..... **4 fr.**

Envoi franco contre mandat-poste.

NOTICES SUR LES VOLUMES DE CETTE COLLECTION

Les nouveaux Traitements

Par le Dr J. LAUMONIER

1 vol. in-12, 2ᵉ édit. revue et complétée, cartonné à l'anglaise...... **4 fr.**

L'auteur s'est proposé de fournir aux médecins et à toutes les personnes qui s'intéressent à la thérapeutique, des indications précises, aussi complètes, mais aussi brèves et claires que possible, sur les nouveaux remèdes et les nouvelles méthodes de traitement qui ont une efficacité réelle et sont assez bien connus pour qu'on puisse les formuler d'une manière sûre et pratique. En tête de chaque chapitre, il a placé des considérations sommaires de physiologie pathologique et de pathogénie, dans le but de faire comprendre le mécanisme de l'action thérapeutique par la connaissance des troubles fonctionnels qui créent la maladie.

La classification adoptée par M. Laumonier est la suivante : *Modificateurs de la nutrition, modificateurs de l'hématopoïèse, médications minérales, modificateurs respiratoires, modificateurs de l'élimination urinaire, modificateurs de la tension vasculaire, opothérapie, sérothérapie et vaccinations, modificateurs nerveux, les antipyrétiques, les antiseptiques.* Une table alphabétique des matières permet de trouver avec facilité dans le texte, les 300 traitements étudiés au cours de cet ouvrage.

La première édition de cet ouvrage, publiée en 1903, s'est rapidement épuisée ; la deuxième édition parue en mars 1904 a été mise au courant des traitements nouveaux qui devaient être signalés.

La Famille névropathique

Théorie tératologique de l'hérédité
et de la prédisposition morbides et de la dégénérescence

Par le D^r Ch. FÉRÉ, médecin de Bicêtre.

1 vol. in-12, 2ᵉ édit., avec 25 gravures dans le texte, cart. à l'angl.. **4 fr.**

M. Féré montre que les exceptions connues sous le nom d'hérédité dissemblable et d'hérédité collatérale se retrouvent dans les familles tératologiques qui, souvent, sont aussi des familles pathologiques. Ce qui est héréditaire, ce sont des troubles de la nutrition de la période embryonnaire, entraînant des effets différents suivant l'époque à laquelle ils se produisent. Les troubles du développement commandent la prédisposition morbide, de nombreux faits le prouvent. Ces troubles héréditaires ou accidentels de l'évolution réalisent une destruction progressive des caractères de la race ; la dégénérescence, quelle que soit sa cause, peut être définie une dissolution de l'hérédité qui aboutit en fin de compte à la stérilité.

Envoi franco contre mandat-poste.

Basé sur la longue expérience de l'auteur, cet ouvrage constitue pour les praticiens le guide le plus complet et le plus pratique du traitement de l'hystérie.

Hygiène des Gens nerveux

PRÉCÉDÉE DE NOTIONS ÉLÉMENTAIRES

Sur la Structure, les Fonctions et les Maladies du Système nerveux

Par le Dr F. LEVILLAIN

Ancien élève de la Salpêtrière,
lauréat de la Faculté de médecine de Paris.

1 vol. in-12, avec gravures dans le texte, 4e édition, cart. à l'anglaise.. **4 fr.**

L'auteur a fait un choix judicieux des préceptes d'hygiène générale spécialement applicables aux gens nerveux et se livre à une étude rapide des principaux procédés de traitement usités contre les maladies nerveuses (hydrothérapie, électrothérapie, traitement psychique, hypnotisme et suggestion, médicaments).

Morphinomanie et Morphinisme

Par le Dr Paul RODET

(Ouvrage couronné par l'Académie de médecine, Prix Falret.)

1 vol. in-12, cartonné à l'anglaise.............................. **4 fr.**

Cet ouvrage contient d'abord un historique complet du morphinisme, en faisant assister le lecteur aux différentes étapes que cette affection a traversées avant d'être reconnue comme une véritable entité. Après avoir étudié les mœurs des morphinomanes, la morphinomanie à deux, sa propagation rapide, M. Rodet aborde la symptomatologie et la théorie de l'abstinence qui constituent deux chapitres importants de son ouvrage. Puis il continue par l'examen des intoxications coexistant si communément avec la morphinomanie, en particulier de l'alcoolisme et de la cocaïnomanie, l'étude médico-légale du morphinisme, et donne, pour terminer, une large place au *traitement*, exposant les diverses méthodes employées et appréciant leur valeur thérapeutique.

L'Idiotie

Hérédité et dégénérescence mentales, Psychologie et éducation mentale de l'idiot

Par le Dr Jules VOISIN, médecin de la Salpêtrière.

1 vol. in-12, avec 17 gravures dans le texte, cartonné à l'anglaise... **4 fr.**

L'auteur, choisissant ses exemples parmi différents types d'idiots étudiés dans son service d'hôpital, examine leurs instincts, leurs sentiments, leurs

Envoi franco contre mandat-poste.

lueurs d'intelligence et de volonté, ainsi que leurs caractères physiques. De là, il passe à l'éducation et au traitement qui doivent être appliqués à ces déshérités, pour qu'ils cessent d'être à charge à tous, et qu'ils deviennent utiles à eux-mêmes et à la société.

Manuel de
Percussion et d'Auscultation

Par le Dr Paul SIMON
Professeur à la Faculté de médecine de Nancy.

1 vol. in-12, avec gravures dans le texte, cartonné à l'anglaise,..... **4 fr.**

Manuel de Psychiatrie
Par le Dr J. ROGUES DE FURSAC

1 vol. in-12, cartonné à l'anglaise............................... **4 fr.**

Dans ce livre, l'auteur s'est efforcé de faire une œuvre pratiquement utile. C'est ainsi qu'il a donné une place relativement considérable à l'étude des troubles psychiques élémentaires (illusions, hallucinations, troubles de la conscience et de l'attention, etc.). Il importait en effet de fixer la valeur de ces symptômes constituant, par leur groupement, les affections psychiques proprement dites, et de définir des termes dont le sens exact échappe quelquefois aux médecins insuffisamment familiarisés avec la psychiatrie. Bien que demeurant sur le terrain pratique, il n'a pas cru devoir passer sous silence les explications pathogéniques qui ont été données des troubles mentaux. La plupart des théories relatives à la genèse des hallucinations, des troubles de l'émotivité, etc., sont résumées d'une façon aussi claire que possible.

Obligé de choisir parmi les nombreuses classifications existant, l'auteur adopte celle du Pr Krapelin, considérant avec raison qu'elle a sur beaucoup d'autres l'avantage d'être pratique et de mettre le médecin à même d'établir pour un cas donné un pronostic et un traitement. On trouvera décrites ainsi dans ce livre des affections peu connues en France jusque dans ces dernières années, telles que la *démence précoce* et la *folie maniaque dépressive*. En résumé, ce nouveau Manuel donne sous une forme concise, un exposé simple et précis de l'état actuel de la science psychiatrique.

Hygiène de l'Alimentation
Dans l'état de santé et de maladie
Par le Dr J. LAUMONIER
1 vol. in-12, 3e édit., avec gravures dans le texte, cartonné à l'anglaise. **4 fr.**

Envoi franco contre mandat-poste.

La Profession Médicale
Ses devoirs, ses droits
Par le Dr G. MORACHE

Professeur de médecine légale à la Faculté de médecine de l'Université
de Bordeaux,
Membre associé de l'Académie de médecine.

1 vol. in-12, cartonné à l'anglaise.............................. **4 fr.**

M. Morache a cherché à envisager avec la plus entière indépendance
les conditions de la profession médicale. Les futurs médecins, ceux qui
déjà s'engagent sur le terrain si difficile de la pratique professionnelle,
recueilleront dans cet ouvrage d'excellents principes qui pourront leur
servir de guide, tout au moins les aider à fixer leurs légitimes hésitations.
Cet ouvrage intéresse également le grand public qui, prenant part à la
vie des médecins, est curieux de connaître leurs devoirs professionnels.

Le Mariage
Étude de socio-biologie et de médecine légale.
Par *le même.*

1 vol. in-12, cartonné à l'anglaise.............................. **4 fr.**

Le mariage et ses lois constituent la base de tout l'édifice social; par
lui, des unions de l'homme avec la femme se précisent et la continuation
de l'espèce affirme plus de sécurité. Le mariage demeure la première des
questions qui doivent être envisagées dans l'étude de la socio-biologie.

L'ouvrage du professeur Morache a pour but d'apprécier ce qu'a été le
mariage au début des sociétés, comment il s'est transformé pour aboutir
à l'organisation que nous lui connaissons. En montrant ses conditions
actuelles, l'auteur recherche si le mariage doit rester immuable dans sa
forme ou bien s'il ne vaudrait pas mieux lui faire subir quelques amen-
dements de détail, afin de pouvoir le transmettre vivant aux générations
de demain.

Grossesse et Accouchement
Étude de socio-biologie et de médecine légale.
Par *le même.*

1 vol. in-12, cartonné à l'anglaise.............................. **4 fr.**

De toutes les questions connexes à la biologie et aux sciences sociales,
il en est peu qui mettent autant en relief leurs conditions communes que
l'étude de la femme en voie de gestation, puis au moment et après la fin
de la grossesse, à la période de l'accouchement. Nombre de questions
peuvent se poser à cet égard : elles importent, au plus haut point, à la
sécurité de la mère, à celle de l'enfant et prennent une intensité plus
poignante encore si l'on envisage la responsabilité des actions que peut

Envoi franco contre mandat-poste.

accomplir la femme ainsi placée dans l'anormalité physiologique. Les sociétés humaines émancipées par l'idée scientifique ne peuvent rester indifférentes devant la situation de la femme, alors surtout qu'elle remplit sa mission naturelle au péril de sa santé et parfois de sa vie.

Naissance et Mort
Étude de socio-biologie et de médecine légale.

Par *le même.*

1 vol. in-12, cartonné à l'anglaise............................... **4 fr.**

Le problème de la vie et celui de la mort sont les plus poignants qui se posent à l'esprit humain, avide de connaître. La naissance nous ouvre les portes de l'existence extérieure, la mort nous les ferme. Entre ces deux termes, s'évolue le cercle de notre individualité.

Le fait de la naissance et celui de la mort, s'imposant à tous les organismes, doivent préoccuper au point de vue social, car l'entrée, comme la sortie du milieu, ne sauraient passer méconnues de ceux qui ont la charge des intérêts collectifs.

L'auteur soulève, au cours de son ouvrage, bien des questions accessoires, en particulier celles qui ont trait aux rapports biologiques reliant les générations les unes aux autres, les filiations, les hérédités. Entre toutes, la recherche de la paternité l'arrête d'une façon particulière. — Il combat généreusement cette idée d'après laquelle le bâtard, véritable paria social, se voit reprocher sa « honte » et la « faute » de sa mère, tandis que son père inconnu, seul coupable, traverse l'existence entouré du respect de tous.

Manuel d'Électrothérapie
et d'Électrodiagnostic
Par le Dr E. ALBERT-WEIL

1 vol. in-12, avec 80 gravures dans le texte, cartonné à l'anglaise... **4 fr.**

De tous les agents physiques, les modalités électriques sont ceux dont les applications médicales sont les plus nombreuses et les plus efficaces. Mais si tout médecin praticien ne peut pas faire de l'électrothérapie, il doit être familiarisé avec les principales propriétés de cette médication, la conseiller en temps opportun et savoir discerner, parmi les nombreuses formes de l'énergie électrique utilisables en médecine, celles qui doivent être conseillées aux malades.

Ce manuel a pour but de faire connaître la manière de les appliquer à l'organisme humain et le bénéfice qu'on en peut retirer pour le diagnostic et la thérapeutique.

L'ouvrage est divisé en quatre parties consacrées, la première à la description des instruments et à la technique de leurs applications; la seconde aux effets et aux indications des modalités de l'énergie électrique;

Envoi franco contre mandat-poste.

la troisième au diagnostic et la quatrième aux applications thérapeutiques. L'auteur passe successivement en revue les maladies de la nutrition, du système nerveux, du système musculaire et articulaire, des appareils digestif, respiratoire, circulatoire, lymphatique, génito-urinaire de
l'homme, des organes génitaux de la femme, les maladies de la peau, des
orgunes des sens et de la voix. Un certain nombre d'observations types
permettent de suivre les effets de la médication électrique et les résultats
obtenus.

L'Alimentation des Nouveau-nés

Hygiène de l'allaitement artificiel

Par le Dr S. ICARD

*(Ouvrage couronné par l'Académie de médecine et par la Société protectrice
de l'enfance de Paris.)*

1 vol. in-12, avec 60 gravures dans le texte, cartonné à l'anglaise... **4 fr.**

Quelles sont les lois de l'allaitement artificiel? Quel est le lait que nous
devons choisir pour remplacer celui de la mère? Le lait est-il la seule
nourriture qui convienne à l'enfant? Que penser des produits industriels
présentés comme succédanés du lait? Faut-il donner le lait pur ou coupé?
Quelle doit être la ration quotidienne et quels sont les meilleurs procédés
pour administrer le lait? Celui-ci doit-il être cru, bouilli ou stérilisé? La
contamination est-elle possible par le lait cru? Quelles sont les différentes
méthodes de stérilisation du lait? Quels sont les signes d'une bonne alimentation? A quel âge convient-il de donner à l'enfant une nourriture plus
substantielle que le lait et quelle doit être cette nourriture?

Telles sont les questions que l'auteur traite dans ce livre, questions capitales et auxquelles doit pouvoir toujours répondre tout médecin qui assume
la responsabilité de faire élever un enfant à l'allaitement artificiel.

De l'Exercice chez les Adultes

Par le Dr Fernand LAGRANGE

Lauréat de l'Institut.

1 vol. in-12, 4e édition, cartonné à l'anglaise.................... **4 fr.**

Les livres de M. Lagrange ont toujours beaucoup de succès auprès du
grand public, à qui nous n'avons pas craint de recommander le présent
volume d'une façon spéciale. Comme il n'est personne qui ne soit, sinon
arthritique, ou goutteux, ou obèse, ou dyspeptique, ou diabétique, ou
essoufflé, ou quelque peu névrosé, du moins candidat à quelqu'une de ces
petites infirmités avec lesquelles il faut passer une partie de l'existence,
chacun voudra savoir comment il devra se comporter pour rendre cette
partie la plus supportable et la plus longue possible.

(Revue Scientifique.)

Envoi franco contre mandat-poste.

Hygiène de l'Exercice
Chez les Enfants et les Jeunes gens

Par *le même.*

1 vol. in-12, 7ᵉ édition, cartonné à l'anglaise...................... **4 fr.**

Les jeunes gens doivent pratiquer des exercices physiques destinés à fortifier leur santé, des exercices hygiéniques et non pas athlétiques, M. le docteur Lagrange développe cette saine doctrine en un charmant petit volume que je viens de lire avec le plus grand plaisir, et je le recommande aux méditations de toutes les mères de famille et même des pères qui ont le temps de s'occuper de leurs enfants.

Avec quel bonheur j'ai vu M. Lagrange proscrire aux écoliers la gymnastique de chambre et de gymnase, et l'escrime dans une salle d'armes, où l'on respire la sueur et l'haleine empoisonnante de ses voisins ou de ceux qui vous ont précédé. M. Lagrange veut que les exercices physiques des enfants soient effectués en plein air, que leurs poumons se dilatent pour appel du bon air... Ce sont les jeux qui sont le plus favorables au développement des enfants et des jeunes gens des deux sexes.

Dʳ G. Daremberg (Les Débats).

La Fatigue et l'Entraînement physique

Par le Dʳ Philippe TISSIÉ

Chargé de l'inspection des exercices physiques dans les lycées et collèges de l'Académie de Bordeaux.

Précédé d'une lettre-préface de M. le Professeur Cʜ. Bouchard, de l'Institut.

1 vol. in-12, 2ᵉ édit. avec gravures dans le texte, cartonné à l'anglaise. **4 fr.**
(Ouvrage couronné par l'Académie de médecine.)

M. Tissié expose les recherches qu'il a faites et les observations qu'il a recueillies sur la psychodynamie de l'entraînement physique et sur les réactions mentales provoquées par l'entraînement intensif. Dans le cours de ces études, il a été conduit à trouver dans l'émission nerveuse profonde la principale cause pathologique de l'entraînement intensif chez les sujets sains et surtout chez les débiles nerveux, qu'il désigne sous le nom de *fatigués*, considérant la fatigue comme un phénomène neurique qui se manifeste par un abaissement plus ou moins rapide et intense du *potentiel* nerveux de chaque individu.

L'auteur traite successivement de l'entraînement physique, de l'entraînement intensif, de la fatigue chez les débiles nerveux (fatigue d'origine physique, fatigue d'origine psychique, hygiène du fatigué), des méthodes en gymnastique (méthode suédoise, méthode française, méthode psychodynamique qu'il a créée et qui repose sur les réactions nerveuses de chaque groupe d'individus), de l'entraînement physique à l'école, de l'hérédité.

Envoi franco contre mandat-poste.

L'Éducation physique de la Jeunesse

Par **A. MOSSO**, professeur à l'Université de Turin.

1 vol. in-12, précédé d'une préface du Commandant LEGROS, cart. à l'angl. **4 fr.**

L'auteur aborde les problèmes scientifiques et sociaux les plus variés, sans en excepter les problèmes physiologiques pour lesquels sa compétence est universellement reconnue et appréciée. La préface du commandant Legros, montrant l'importance de ces questions au point de vue militaire, complète utilement les chapitres consacrés par l'auteur à l'éducation et au développement des forces physiques du soldat.

L'Hygiène sexuelle
et ses conséquences morales

Par le **Dr SEVED RIBBING**, Professeur à l'Université de Lund (Suède).

1 vol. in-12, 2ª édition, cartonné à l'anglaise...................... **4 fr.**

Le livre du Dr Ribbing, qui effleure tous les sujets, qui prend et étudie l'homme et la femme depuis leur naissance à la vie sexuelle jusqu'audéclin de leur virilité et de leurs facultés, sera lu avec un vif intérêt aussi bien par les médecins que par les personnes qu'intéressent les problèmes sociaux.

Ce petit ouvrage contient des documents statistiques et littéraires très bien dressés, et possède une allure que la nationalité de son auteur rend particulièrement piquante.

(*Le Scalpel.*)

La Mort réelle et la Mort apparente
Nouveaux procédés de diagnostic et traitement de la mort apparente

Par le **Dr S. ICARD**

1 vol. in-12, avec gravures dans le texte, cartonné à l'anglaise...... **4 fr.**

(Ouvrage récompensé par l'Institut.)

M. Icard passe d'abord en revue tous les signes de la mort connus jusqu'ici; il en discute la valeur et l'importance. Puis il expose ses recherches personnelles et décrit une nouvelle méthode dont il est l'auteur; il en démontre la certitude par des preuves expérimentales et cliniques et en fait l'application au diagnostic des principaux états de mort apparente.

Envoi franco contre mandat-poste.

L'ouvrage se termine par l'étude de la mort apparente et par l'exposé des lois et des mesures administratives qui, chez les différents peuples et plus spécialement en France, président aux inhumations.

L'Éducation rationnelle de la Volonté

Son Emploi thérapeutique

Par le **Dr Paul-Émile LÉVY**, ancien interne des hôpitaux.

Préface de M. le Professeur BERNHEIM, de Nancy.

1 vol. in-12, 3e édition, cartonné à l'anglaise............... .... **4 fr.**

L'auteur s'est proposé de montrer qu'il nous est possible de préserver de bien des atteintes notre être moral et physique et, s'il arrive quelque mal à l'un ou à l'autre, de tirer de notre propre fonds soulagement ou guérison.

Il s'agit en somme d'une éducation de la volonté, mais en spécifiant que celle-ci doit et peut agir sur les maux de notre corps comme sur ceux de notre esprit; la thérapeutique du corps par l'esprit ou thérapeutique psychique, appuyée sur l'auto-suggestion, peut rendre les plus grands services.

Les applications pratiques de ces procédés sont nombreuses, et M. P.-E. Lévy présente d'intéressantes observations de guérison, par cette méthode, de l'habitude de fumer, de l'insomnie, de troubles divers (par exemple somnolence, défaillances), de douleurs, de troubles oculaires, circulatoires, respiratoires, digestifs, sexuels, etc.

Éléments d'Anatomie

et de Physiologie génitales et obstétricales

PRÉCÉDÉS DE LA *Description sommaire du corps humain*

Par le **Dr A. POZZI**

Professeur à l'École de médecine de Reims, ancien interne des hôpitaux de Paris.

1 vol. in-12, avec 219 gravures dans le texte, cartonné à l'anglaise.. **4 fr.**

M. Adrien Pozzi a condensé dans ce volume les matières de l'examen qui doit être subi à la fin de la première année d'études des sages-femmes. Il donne d'abord la description sommaire du corps humain, en dehors des

Envoi franco contre mandat-poste.

organes génitaux de la femme, puis l'anatomie génitale de la femme et en particulier les recherches de Farabeuf, Pinard et Varnier sur le bassin obstétrical. Enfin, il présente l'histoire du produit de la conception jusqu'au moment où, se libérant des attaches maternelles, celui-ci va vivre d'une existence indépendante.

Manuel théorique et pratique
d'Accouchements

Par *le même.*

1 vol. in-12, 4ᵉ édit., avec 138 grav. dans le texte, cart. à l'anglaise.. **4 fr.**

Ce livre s'adresse aux praticiens, aux étudiants en médecine et aux sages-femmes. Ses principales divisions comprennent : *la symptomatologie et la physiologie générale de l'accouchement, l'étude clinique et pratique de la grossesse et de l'accouchement, une étude clinique des différentes présentations, en particulier la pathologie de la grossesse, la dystocie, les complications de l'accouchement et de la délivrance, la grossesse extra-utérine, les interventions obstétricales, la pathologie des suites de couches, les soins à donner à l'enfant, la pathologie du nouveau-né.*

Il répond, en outre, aux programmes des examens des sages-femmes et, avec *l'anatomie et la physiologie génitales et obstétricales*, du même auteur, correspond à l'enseignement complet des Maternités.

Les **Maladies** de l'urèthre et de la **vessie**
chez la Femme

Par le **Dʳ KOLISCHER**

Traduit de l'allemand

Par le **Dʳ BEUTTNER**, privat-docent à l'Université de Genève.

1 vol. in-12, avec gravures dans le texte, cartonné à l'anglaise...... **4 fr.**

Ce petit volume est la mise en lumière des théories de Schauta, qui voua dans sa clinique de Vienne une attention particulière aux maladies des organes urinaires de la femme. L'auteur débute par les règles générales de l'examen de l'urèthre et de la vessie, puis il étudie les diverses maladies de ces régions. Incontinence, énurésis, uréthrite, rétrécissement, calculs uréthraux, — catarrhe, œdème, inflammation, cystites gonorrhéique et tuberculeuse, calculs vésicaux, hémorroïdes, hernies, pneumaturies, ruptures, sont successivement examinées par le docteur Kolischer, qui expose des procédés de traitement encore peu connus.

Envoi franco contre mandat-poste.

Cours de Médecine opératoire
de la Faculté de Médecine de Paris

Par M. le professeur **Félix TERRIER**
Membre de l'Académie de médecine, Chirurgien de la Pitié.

Petit Manuel

d'Antisepsie et d'Asepsie chirurgicales

En collaboration avec **M. PÉRAIRE**, ancien interne des hôpitaux de Paris.

1 vol. in-12, avec gravures dans le texte, cartonné à l'anglaise....... **3 fr.**

L'ouvrage est divisé en quatre parties : I. Méthode antiseptique teille que l'a formulée Lister, et modifications apportées à cette méthode. — II. Asepsie. — III. Méthode mixte. — IV. Application des principes antiseptiques et aseptiques à chaque région en particulier.

Petit Manuel d'Anesthésie chirurgicale
Par *les mêmes*.

1 vol. in-12, avec 37 gravures dans le texte, cartonné à l'anglaise.. **3 fr.**

L'Opération du Trépan
Par *les mêmes*.

1 vol. in-12, avec 222 gravures dans le texte, cartonné à l'anglaise.. **4 fr.**

TABLE DES MATIÈRES : I. Histoire de la trépanation depuis les temps préhistoriques. — II. Description des circonvolutions et des localisations cérébrales et étude de la topographie cranio-cérébrale. — III. Manuel opératoire et description des instruments actuellement employés ; opérations nouvelles destinées à remplacer, jusqu'à un certain point, l'opération du trépan, ou à la compléter. — IV. Indications et contre-indications de l'opération du trépan.

Chirurgie de la Face

En collaboration avec MM. **GUILLEMAIN**, chirurgien des hôpitaux,

et **MALHERBE**, ancien interne des hôpitaux de Paris.

1 vol. in-12, avec 214 gravures dans le texte, cartonné à l'anglaise... **4 fr.**

Les différents chapitres traitent successivement de la chirurgie des maxillaires, des lèvres, des joues, de la bouche et du pharynx, du nez, des fosses nasales et de leurs annexes les sinus de la face.

Envoi franco contre mandat-poste.

Chirurgie du Cou

Par *les mêmes.*

1 wol. in-12, avec 101 gravures dans le texte, cartonné à l'anglaise...   **4 fr.**

TABLE DES MATIÈRES : I. *Chirurgie des voies aériennes* : laryngoscopie, cathétérisme et dilatation des voies aériennes, traitement endo-laryngé et extra-laryngé des polypes et tumeurs du larynx, laryngotomies, laryngectomies, trachéotomie. — II. *Chirurgie du corps thyroïde* : thyroïdectomie, exothyropexie, indications thérapeutiques du goitre. — III. *Chirurgie de l'œsophage.* — IV. *Chirurgie des vaisseaux, des ganglions lymphatiques des muscles et nerfs du cou :* ligature des artères, anévrismes, torticolis, etc.

Chirurgie de la Plèvre et du Poumon

En collaboration avec **M. E. REYMOND,** ancien interne des hôpitaux de Paris.

1 vol. in-12, avec 67 gravures dans le texte, cartonné à l'anglaise...   **4 fr.**

Les auteurs ont reproduit les leçons professées par M. Terrier à la Faculté de médecine de Paris. Ces leçons intéressent à la fois les médecins et les chirurgiens, certaines opérations sur la plèvre étant restées dans le domaine de la médecine.

Les différents chapitres sont consacrés à *la thoracocentèse,* à *la pleurésie purulente* et à *la pleurotomie,* à *la thoracoplastie,* à *la chirurgie de la plèvre pulmonaire,* aux *interventions pour les plaies du poumon,* à *la pneumotomie,* à *la pneumectomie.*

Chirurgie du Cœur et du Péricarde

Par *les mêmes.*

1 vol, in-12, avec 79 gravures dans le texte, cartonné à l'anglaise. ..   **3 fr.**

Les auteurs débutent par les généralités relatives à la *chirurgie du péricarde*; puis ils donnent le manuel opératoire de la chirurgie du péricarde, les indications et les complications de la thoracocentèse; ils traitent ensuite de la péricardotomie avec ou sans résection des cartilages costaux, du manuel opératoire, des soins consécutifs et des indications.

Pour la *chirurgie du cœur,* ils étudient successivement le traitement des plaies, les plaies abandonnées à elles-mêmes, leur traitement sans opérations, les sutures du cœur, les interventions sur le cœur en dehors des plaies, etc.

Envoi franco contre mandat-poste.

MANUEL DE PETITE CHIRURGIE

De A. JAMAIN

8ᵉ Édition, illustrée de 572 gravures dans le texte.

PAR

F. TERRIER et **M. PÉRAIRE**

Professeur de clinique chirurgicale
à la Faculté de médecine de Paris,
Chirurgien des hôpitaux,
Membre de l'Académie de médecine.

Ancien interne
des hôpitaux de Pariss,
Ex-assistant
de consultation chirurgicaale

1 fort vol. in-12 de 1044 pages, cartonné à l'anglaise. 8 fr.

PUBLICATIONS PÉRIODIQUES

Revue de Médecine

Directeurs : MM. les Professeurs BOUCHARD, de l'Institut;
CHAUVEAU, de l'Institut; LANDOUZY et LÉPINE, correspondant de l'Instittut.
Rédacteurs en chef : MM. LANDOUZY et LÉPINE.

Revue de Chirurgie

Directeurs : MM. les Professeurs Félix TERRIER, BERGER, PONCET et QUÉÉNU.
Rédacteur en chef : M. Félix TERRIER.

24ᵉ année, 1904.

ABONNEMENT :

Pour la Revue de Médecine	Pour la Revue de Chirurgie
Un an, Paris. . . . . . . 20 fr.	Un an, Paris. . . . . . . 30 fr.
Un an, départements et étranger. 23 fr.	Un an, départements et étranger. 33 fr.

Les deux Revues réunies : un an, Paris, 45 fr. départ. et étranger, 50 fr.
Paraissent tous les mois.

Journal de l'Anatomie

et de la Physiologie normales et pathologiquues

DE L'HOMME ET DES ANIMAUX

Fondé par Ch. ROBIN, continué par Georges POUCHET
Dirigé par MATHIAS DUVAL
Membre de l'Académie de médecine, Professeur à la Faculté de médeccino
de Paris.
Avec le concours de MM. les Professeurs RETTERER et TOURNEUX.

40ᵉ année, 1904.

ABONNEMENT : Un an : Paris, 30 fr. ; départements et étranger, 33 fr.
Paraît tous les deux mois avec gravures et plauches hors texte.

Journal de Psychologie

normale et pathologique

DIRIGÉ PAR LES DOCTEURS

Pierre JANET et **G. DUMAS**

Professeur de psychologie au Collège de France. Chargé de cours à la Sorbonnne.

Paraît tous les deux mois, par fascicules de 100 pages environ.
ABONNEMENT : Un an, **14 fr.**

86-04. — Coulommiers, Imp. PAUL BRODARD. — 3-04.

www.ingramcontent.com/pod-product-compliance
Lightning Source LLC
LaVergne TN
LVHW021944030726
842523LV00001B/274